患者・家族と一緒につくる

アドバンス・ケア・プランニングノート

話して　書いて

患者の「希望」を見える化しよう

編著・角田ますみ

メヂカルフレンド社

● 編　集

角田ますみ　杏林大学保健学部

● 執筆者（執筆順）

角田ますみ　杏林大学保健学部

佐野　広美　埼玉協同病院緩和ケア内科

大辻　　恵　杏林大学医学部付属病院看護部

布施　　淳　ウェルビーイングクリニック駒沢公園

井関　久実　杏林大学医学部付属病院看護部

宿利真由美　杏林大学保健学部

栗田　智美　鶴巻温泉病院看護部

宮本　芳恵　介護老人保健施設ロベリア

榎本　晃子　共立女子大学看護学部

はじめに

　一人の人生が終わりを迎えるまでには，様々な苦楽があり，そこに至るまでの道のりは決して容易いものではない。そのかけがえのない人生を，自分の希望によって決め，悔いのない人生を送りたい，満足をもって終わりたいというのが万人に共通する思いである。そんな思いを支えるために登場したのがアドバンス・ケア・プランニング（ACP）という考え方である。ACPは，医療やケアが必要になったときに，どんな治療やケアを，誰から，どこで，どんな形で受けるのかを家族や医療者などと共に話し合い，考えていくためのプロセスである。わが国でも厚生労働省が「人生会議」という愛称をつけて周知を図っているが，ACPはまさに「人生について考え，支えてくれる人々と話す」行為である。

　前書『患者・家族に寄り添うアドバンス・ケア・プランニング─医療・介護・福祉・地域みんなで支える意思決定のための実践ガイド』では，ACPの基礎知識から具体的な取り組み方法，様々な医療・福祉分野におけるACPの特徴や事例を網羅し，ACPを知りたいと思ったときに手に取ることができる，いわばACPの「教科書」を目指した。それを踏まえて，本書は，実際にACPについて患者や家族と話すときに役立つ方法やツールを載せることで，患者や家族の気持ちを見えるようにしていく「実践方法ガイド」としての機能をもたせた。

　本書は4部の構成としている。

　PART 1では，前半はACPの基礎知識として，混同されがちなACPとリビングウィルなどの事前指示との関係やエンドオブライフケアの考え方，最近注目されているフレイルをどうACPに反映させるかなどについて解説し，後半ではACPを具体的に進めるための手順としてACPの5W1H（ACPをいつ・誰が誰に・どこで・何を・どんなふうに行うのか）について解説した。5W1Hでは，特にACPのなかで難しいとされている「ACPを始めるタイミング」をどうやって把握するかについて，様々な側面から解説し，実践する際に参考になるように心がけた。

　PART 2では，緩和ケアや脳血管障害，心不全，呼吸不全，慢性腎臓病，神経難病，認知症といった医療や介護の様々なケア領域におけるACPの特徴と意思決定支援のポイントについて，事例を提示して具体的に解説した。さらに，領域ごとに疾患の病状プロセスとACPのタイミングを図にして解説し，各疾患がどのように経過するのか，どのタイミングでどんな意思決定が必要になるのかがわかるように示した。病状のプロセスは，疾患ごとのACPのタイミングを把握するうえで役立つことと思われる。

　PART 3では，ACPを進めるためのコミュニケーションのポイントについて解説した。ACPを実践する際に一番困るのが，「ACPをどう切り出すか」「どうやって悪い知らせを伝えるか」，そのうえで「意向を表明してもらうにはどうしたらよいのか」など，コミュニケーションにまつわることが多い。そのため，ACPを進めるためのコミュニケーションの基本的な姿勢，コミュニケーションのプロセス，コミュニケーションスキル，状況別

コミュニケーションのポイントと会話の例を解説した。

　PART 4では，実際に患者のACPを「見える化」する試みとして，人生曲線シート，意思決定支援シート，「私の意思決定シート」，「私の人生ノート」を紹介した。患者のACPを「見える化」するとは，ツールを用いて紙面上に患者の思いを表現し，意向や意思決定のタイミングを把握できるようにすることである。人生曲線シートでは，患者の人生の経過を，身体曲線（疾患の経過）や心理曲線（心理状態）を用いて考えてみることで，ACPのタイミングの把握に役立つようにした。意思決定支援シートでは，医療者やケア提供者が，患者・家族の抱える意思決定上の課題を分析し，支援方法を見いだせるようにした。この2つのシートは，主に支援者となる医療者やケア提供者が使うものである。一方で，「私の意思決定シート」と「私の人生ノート」は，患者が自分の意向を考えるときに使うツールとして作成している。「私の意思決定シート」は，今，直面している意思決定の際に生じた課題に対して，患者がその課題や課題に対する自分の希望について考えるためのツールであり，意思決定の課題ごとに使用する。「私の人生ノート」は，患者が自分の好みや暮らし方，介護や終末期医療の希望を考えるツールとして作成した。「私の人生ノート」は，生活上の様々な事柄を含んでいるため，エンディングノートとしての機能も兼ね備えている。

　なお，本書で使われている用語であるが，「意思」「意向」などの表現は，すべて患者や家族が「どうしたいか，どうするつもりかという考え」を示し，「希望」は「こうだったらいいという思い」を示しており，いずれも患者や家族の「考えや思い」を指している。また，意思決定支援の対象となる人については，医療においては患者，介護においては利用者など，領域によって様々な表現がある。そのため本書では，「対象者」「患者」「利用者」「本人」など，様々な表現があることをお許しいただきたい。

　本書は，「ACPの主人公である患者の気持ちを見えるようにしたい」という一念でつくり上げた。少しでも参考になれば幸甚である。

　最後に，ご多忙ななか，貴重な原稿を寄せてくれた執筆者とメヂカルフレンド社編集部の佐々木満氏にお礼を申し上げたい。コロナ禍という未曾有の時期に，押し寄せる様々な困難に負けず尽力してくれた執筆者と佐々木氏がいなければ，本書の誕生はありえなかった。心から深く感謝する。

2021年2月

角田ますみ

Contents

付録

「ACPノート」を使ってみよう **171**
 ● 人生曲線シート ● 意思決定支援シート
 ●「私の意思決定シート」 ●「私の人生ノート」

表紙・本文デザイン：スタジオダンク
本文・付録イラスト：スタートライン

患者・家族とつくる
アドバンス・ケア・
プランニング（ACP）
基本編

1 アドバンス・ケア・プランニング（ACP）の基礎知識

1 アドバンス・ケア・プランニング（ACP）とは

1 ｜ 定　義

　アドバンス・ケア・プランニング（advance care planning：ACP）とは，医療やケアが必要になったときに，どんな治療やケアを，誰から，どこで，どのような形で受けるかについて，本人および家族，医療者らが共に話し合い，考えていくためのプロセスである。プランニングという語から，単にケア計画を立てるという意味にとらえられがちだが，ACPで考えるべき内容は，現在の病状や今後の予定だけでなく，患者の価値観や希望に基づいた治療やケア，どのような生き方をしたいかなども含まれる。病状や周囲の状況などは時間の経過に伴って変化するため，ACPは様々な局面で繰り返し行う必要がある[1]。

　また，ACPでは，患者が一人で頑張るものではなく，家族や医療者など周囲の人と共に考え，気持ちを共有しておくことが大切となる。共有することで，患者は医療者やケア提供者から専門的知識や情報を得ることができるし，本人の意思決定能力が低下したとき，患者の価値観や希望に沿った医療やケアを実現することが可能になる。そのためACPは自分の「価値観や希望を考える」，それを「他者と話し共有する」，その結果何かを「意思決定する」，必要に応じて決定したものを「見直す」という過程（プロセス）そのものを意味する。

2 ｜ 歴史的背景

　判断能力があるうちに将来の治療・ケアに関する意向をあらかじめ表明し，その意向に沿って治療・ケアを決めるという流れは，1970年代のアメリカにおける取り組みに端を発する。その過程で，本人の回復が不可能となった場合，医学的治療の中止を含めどの程度まで治療を行うかについて，あらかじめ文書で残すリビング・ウィル（living will：事前指示書）の考え方がでてきた。このリビング・ウィルは，アドバンス・ディレクティブ（advance directive：事前指示）として制度化されてきたが，病状や生活環境によって

刻々と変化する患者の希望を反映させにくい，長期にわたる闘病では将来予測が難しい，代理意思決定者の負担が重いなどの問題が指摘されるようになった。そのため，話し合いをとおして患者の意向を共有すること，話し合いは治療の選択に限定せず，患者の価値観や希望していること，心配していること，どんな暮らしがしたいかなども含めること，話し合いを繰り返すことで変更可能にしていくこと，最終的に決定するまでのプロセスを重視すること，などの改善案が出された[2]。それらを踏まえて考え出されたものがACPである。

　現在，アメリカだけでなく，イギリスやカナダをはじめとした諸外国もACPの取り組みを推奨している。日本でも厚生労働省による「人生の最終段階における医療・ケアの決定プロセスに関するガイドライン（2018年改訂）」[3]にACPの概念を盛り込み，ACPに基づく医療やケアを実施することを推奨している。また，ACPという用語が直感的に理解されにくく普及しづらいことを懸念して，「人生会議」というニックネームをつけて周知を図っている[4]。

3 ｜ ACPとアドバンス・ディレクティブ（AD）

　ACPとよく混同されるのがアドバンス・ディレクティブ（AD）である。ADは「事前指示」と訳され，意思決定能力を喪失した場合に備えて，中止を含め，どの程度まで治療を行うのかについて，あらかじめ文書や口頭で示しておくことをいう。ADには，内容的指示と代理人指示がある[5]。

(1) 内容的指示（substantive directive）

　具体的な治療やケアの内容に関する指示をいう。内容的指示の書かれた文書は，リビングウィルや事前指示書とよばれ，日本尊厳死協会の「リビングウィル（終末期医療における事前指示書）」[6]や，終末期を考える市民の会の「終末期宣言書」[7]，千葉県医師会の「私のリビングウィル」[8]など様々な団体が独自に用意しているものや，日本公証人連合会の「尊厳死宣言公正証書」[9]などの公文書など，多数存在する。そのほかにも，医師が患者・家族との対話から，治療に対する意向を作成するPOLST（生命維持治療に関する医師による指示書）*などもある。

　これらに共通する内容は，どのような療養生活を望むか，最期を迎えたい場所，心肺蘇生や人工呼吸器，胃瘻による栄養補給など，どこまでの治療を望むか，苦痛への処置に関する希望，誰を代理意思決定者にするかなどである。

▶ DNAR（do not attempt resuscitation：蘇生処置拒否）

　心肺蘇生などに関して，患者が心肺停止状態に陥ったときに蘇生処置を望まないという患者の意向をDNARという。これを受けて，医師が医療スタッフへDNAR指示を出す。DNAR指示は，死が予期される不可逆性の疾患の終末期や救急医療の現場において，蘇

---

* POLST（physician orders for life-sustaining treatment：生命維持治療に関する医師による指示書）：重篤な状態で人生の最終段階にいる患者に対する心肺蘇生（cardiopulmonary resuscitation：CPR）や気管切開，人工呼吸器の装着，人工的水分・栄養補給，透析，抗菌薬の投与などの生命維持を含む治療行為に関する意向を，患者や家族との会話に基づいて医師が記入する文書。

生の可能性がほとんどないことが前提であり，医療チームが蘇生処置を試みないことが適切であると合意していることが必要となる[10]。ここでいう蘇生処置とは，心臓マッサージ，気管挿管，人工呼吸器の装着，除細動や昇圧薬の使用を指す。

DNARで留意すべきことは，あくまでも蘇生処置についての意向であり，他の医療行為（抗菌薬の使用や輸血，苦痛緩和のための治療やケアなど）を拒否しているものではないということである。これらの医療行為の可否については別に判断していく必要がある[11]。

また，蘇生処置を含め，あらゆる救命処置を行うことを"full code"といい，患者が特にDNARなどの意思表示をしていない場合，基本的に"full code"となる。心肺蘇生は唯一医師の指示なしに開始できる処置であるが，治療の差し控えや中止は医師の指示が必要となる。そのため，患者の意向を多職種で共有・合意し，責任の所在を明らかにするために，医師がDNAR指示を出す必要がある[12]。

（2）代理人指示（proxy directive）

患者が判断能力を失った場合に備えて，代理意思決定者をあらかじめ指定し，委任することをいう。代理意思決定者の選出は，治療内容の具体的な指示に比べて比較的容易に決定できる内容であるため，代理意思決定者だけを先に指定しておくこともできる。

（3）ADの注意点

ADを作成することがACPであると勘違いする人がいるが，ACP＝ADではなく，繰り返し考えたり話し合ったりするプロセスの結果，具体的な医療やケアの選択を記入するものがADである。またADは一度作成したら終わりではなく，経時的に見直して修正・更新していくので，ACPのプロセスで生み出されるものと考える必要がある。

また，ADは，患者が治療対象かどうかを選り分けるためのものではないことに注意する必要がある。ADは，患者の「治療をしたい，してほしい」という気持ちも含めて，こういう療養生活を送りたいという希望を把握するためのものである。

ACPはADの取り組みとその課題の克服から考案されてきたため，ADおよびACPのプロセスにおいては，患者の価値観や生活に関する幅広い希望をとらえる必要がある。

4 ｜ ACPとアドバンス・ライフ・プランニング（ALP）

ACPを考えるうえで重要なものとして，アドバンス・ライフ・プランニング（advance life planning：ALP）がある。ALPは，将来に向けて自分の生き方や人生を振り返り，自分の価値観や，病気などの人生の様々な出来事に直面したときにどう乗り越えていくかを考えていくことであり，ACPの基盤となる。

ALPでは，「自分らしい人生をどう生きるか」という各自の死生観や人生観，倫理観を育んでいくことが重要になる。そのため，ALPは，疾患を抱える人に限らず，若年者から高齢者まであらゆる年齢層が該当し，健康なときから疾患の終末期まで，人生のすべての時期が対象となる。

ALPを考えるうえで重要なのは，治療やケアなどの「医療」に関する視点だけでなく，人生で直面する様々なライフイベントにどう対処していくか，家族や自分が所属する

コミュニティでどう生きていくかといった「生活」に関する視点である。そのため，ALPを考えることは，何らかの選択を迫られている状況ではない人にとっても，自分の人生を振り返って将来を考える機会となる。また若い頃からALPについて考えることは，生涯にわたる発達課題に意欲的に取り組み，自分の希望する人生をつくっていく機会にもなる。その人らしいACPを成功させるためにも，なるべく早くから基盤となるALPについて考えておく必要がある。

　ALPは幅広い人が対象となるため，医療や介護の現場だけでなく，教育機関や行政，保健福祉，職場などがかかわり，教育者や産業保健関係者などもALPについて理解し，支援者となる必要がある。

5 │ ACPを構成するもの（図1-1）

　ALPを基盤にしながら，そのなかで自分の価値観や療養生活に望むこと，望まないことを考え，それを家族や医療・ケア提供者と共に繰り返し話し合うというプロセスを踏むのがACPである。そのプロセスのなかで，自分の意向に応じた具体的な治療やケア，療養生活，代理意思決定者などを明確にし，選択することがADである。ADはACPのプロセスから生まれる具体的な内容ともいえる。内容的指示（リビングウィル）だけでなく，暮らし方に関すること，金銭管理，葬儀や墓，遺産などに関する幅広い希望や意向を記載するエンディングノートも患者の価値観や意向を表すツールであるため，ACPを考える際に有益な情報となる。

　こうしたACPを支える基盤やスキルとして，継続的な話し合いの機会があること，意

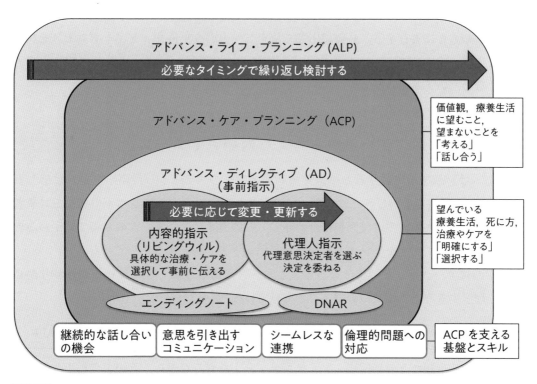

図1-1　ACPを構成するもの

思を引き出すコミュニケーションが行われること，シームレスな連携を図り，意思の共有や実行のために協力し合うこと，意思決定で生じやすい倫理的問題への対応により患者・家族や関係者の倫理的ジレンマを解消することなどがあげられる。

2 エンドオブライフ（EOL）ケアとACP

ACPを支援するうえでは，エンドオブライフ（end of life：EOL）ケアを考える必要がある。EOLケアとは，「診断名，健康状態，年齢にかかわらず，差し迫った死，あるいはいつか来る死について考える人が，生が終わるときまで最善の生を生きることができるように支援すること」[13] である。

EOLケアは，①その人のライフ（生活や人生）に焦点を当てる，②患者・家族・医療スタッフが死を意識したときから始まる，③患者・家族・医療スタッフが共に治療の選択にかかわる，④患者・家族・医療スタッフが多様な療養・看取りの場の選択を考える，⑤QOLを最期まで最大限に保ち，その人にとってのよい死を迎えられるようにすることを家族と共に目標とすることを視座にした，「患者やその家族と専門職との合意形成のプロセス」[14] である。患者の状態や属性にかかわらず，自分の人生の終わりに思いをめぐらせて，自分が望む生き方を考え，生が終わるそのときまでその人らしい生き方ができるように支援するのがEOLケアの考え方[15] であり，ACPを中核に含んでいる。

EOLケアのなかでACPの意味を考えると，ACPは単なる事前指示書を作成するだけのものではなく，「患者自身と周囲の人が患者の人生に思いを馳せ，自分の価値観や希望を考え，それを他者と話し共有する，その結果何かを意思決定する，意思決定したものを周囲の支援のもとに実行する，必要に応じて決定したものを見直す」というプロセスを繰り返すことで，その人らしい人生を支え，人生における満足や納得，すなわちQOLを高めていくものといえるだろう。

3 ACPのステージから考える対象者とニーズ

長江[16] は，ACPが実践されるべき健康状態・病気のステージ（段階）とそれに応じたACPの3つの類型を考察し，これによって，保健医療従事者が健康レベルの異なる対象者に対して，その人の人生の時間軸に合わせて，どのタイミングで，どの立場でかかわるのか，何を意図してケアを提供するのかを意識化することができるとしている。

ACPのステージは，どのような対象者とニーズがあるのか，どのようなかかわりが必要かを理解するうえで役立つので，ここで見ていきたい。

1 | 第1ステージ：生き方やアイデンティティを育む価値観教育としてのALP

人生観や死生観などの価値観，アイデンティティを育みながら，どのような生き方をしたいのかを考えていくステージである。病気などの健康問題が生じる前から，自分の人生

や将来に向けた計画を立て，様々なライフイベントに直面したときにどう対処するかを考えるというALPの意味合いが強い。そのため，様々な成長・発達過程にある若年者から，結婚や子育てなどが生活の中心となっている世代，退職を控えた壮年期まで幅広い人が対象となる。

第1ステージのニーズは，人生観や死生観などの価値観，アイデンティティ，生き方を考えるための知識や機会の提供などがある。死生観や人生観の育成には教育が深くかかわるため，支援の場は医療機関だけでなく，教育機関，行政，保健福祉機関，職場など幅広く，教育者や行政職員，職場の管理者，保健師，産業保健の医療者が支援者となる。

2 ｜ 第2ステージ：慢性疾患患者，高齢者を対象とした地域医療におけるALP，ACP

病気や障害と共存しながら自分の人生を考えていくALPと，いずれ来る人生の最終段階を視野に入れた医療やケア，看取りの場所などを考えるACPの両方を含むステージである。そのため，病気や障害を抱えている人や高齢者が対象となり，こうした人の生活圏内での地域医療（外来や退院調整部門，診療所，訪問看護ステーション，保健所など）や相談支援機関（地域包括支援センターや介護施設の相談窓口など）が支援の場となり，そこに勤める医師，看護師，保健師，ケアマネジャー，ソーシャルワーカー（MSWや相談員），施設職員が支援者となる。

第2ステージのニーズは，日常生活機能を維持し，病状の悪化を防ぐための医療と生活支援，それを支える家族へのサポートである。また，将来の病状の悪化に備えた具体的な医療やケアの検討への支援も必要である。

3 ｜ 第3ステージ：急性期・終末期医療におけるACP

急性期や終末期は，深刻な状況にある患者や高齢者が対象になり，具体的な医療やケアの選択が必要となる。そのため，支援者は医療機関（病院や救命救急センター，緩和ケア病棟など）や介護施設の医師，看護師，介護職者，ケアマネジャーやソーシャルワーカーとなる。

第3ステージのニーズは，対象者が培ってきた価値観，つまりALPを踏まえて，治療の選択・開始・変更・中止・差し控え，どんなケアを，どこで，誰から受けるか，ケアのゴールをどこにおくかなど，具体的な医療やケアの選択とその支援となる。また，深刻な状況が多いため，対象者や家族への精神的な支援も重要になってくる。

4 ● ACPとフレイル

1 ｜ フレイルとは

高齢期のACPを考えるうえで参考となるフレイル（frailty）について触れておく。フレイルとは，加齢に伴う様々な機能の変化や予備能力の低下によって健康障害を招きやすい

状態[17]をいう。それは単に身体機能の低下だけでなく，ストレスに対する脆弱性が進み，生活機能障害や要介護状態，死への転帰を招きやすく，さらに認知機能障害やうつなどの精神・心理的な問題，独居や経済的困窮などの社会的問題へとつながっていく[18]。しかし，適切な介入により再び健常な状態に戻る可能性があるため[17]，フレイルに陥った高齢者を早期に発見し，適切な治療やケアを提供することで，再び生活機能の維持・向上を図ることができる。そのためフレイルは，どのタイミングで，どのような医療やケアを提供するべきかを検討する際の客観的な指標となる。

　会田[19]は，医療とケアに関する意思決定プロセスを倫理的に進めるために，適切な医学的判断が不可欠であり，その根拠となり得るフレイルの知見をACPに組み入れるべきであると述べている。また，フレイルを緩和ケア開始の指標に活用するべきという報告[20]や，フレイルが重度になったら療養場所を問わずQOLの最適化と症状緩和に焦点化したEOLケアを行うという報告[21]もある。

　従来，年齢だけで一くくりにされがちだった高齢者を，フレイルという指標でとらえ直すと，年齢だけでなく，その人の身体状況に応じた個別的な医療やケアが見えてくる。そのためフレイルは，患者にACPを導入すべき段階か，また程度に応じてどのような内容を考えておくべきかなどを検討するときの参考になる。

2　｜　フレイルの診断

　フレイルには様々なモデルや基準[22]がある*。

　わが国でも，CHS基準を参考にし，介護予防のための基本チェックリストの項目を取り入れた日本版CHS基準（J-CHS基準，表1-1）[23], [24]がある。これは，加齢に伴って現れる身体機能の衰退徴候をとらえるもので，体重減少，筋力低下，疲労感，歩行速度，身体活動の5つのうち，3つ以上該当する場合を「フレイル」，1〜2つ該当する場合をフレイルの前段階とする「プレフレイル」，いずれにも該当しない場合を「健常」の3つのカテゴリーに分類している[24]。

　葛谷[25]は，J-CHS基準でフレイルと判定された場合，状態としては健常と要介護状態の間で，介入によって健常に戻すことが可能であるが，要介護状態に陥るリスクもかなり高いため，この基準によるフレイル判定がおりた時点（3つ以上が該当した場合）でACPを開始することが望ましいとしている。

　また，介護予防のための基本チェックリスト（表1-2）[26]は，25点満点中，4〜7点を「プレフレイル」，8点以上を「フレイル」と判定する方法を提案している[27]。それ以外にも介護予防チェックリスト[28]などがあり，ACPを検討する際の参考指標になる。

---

* 『フレイル診療ガイド』[22]によると，フレイルの評価方法として，表現型モデルによるCHS基準，欠損累積モデルによるフレイルインデックス（FI），簡易評価法として，Edmonton Frail Scale（EFS），Tilburg Frailty Indicator（TFI），FRAIL scale，簡易フレイルインデックス（簡易FI）など様々なものがある。詳しくは文献17），18），22）を参照されたい。

表1-1 日本版CHS基準（J-CHS基準）

項目	評価基準
体重減少	6か月で2〜3kg以上の体重減少
筋力低下	握力：男性＜26kg，女性＜18kg
疲労感	（ここ2週間）わけもなく疲れたような感じがする
歩行速度	通常歩行速度＜1.0m/秒
身体活動	①軽い運動・体操などをしていますか？ ②定期的な運動・スポーツをしていますか？ 上記2つのいずれも「週に1回もしていない」と回答
3つ以上該当：フレイル，1〜2つ該当：プレフレイル，該当なし：健常	

Satake S, Shimada H, Yamada M, et al (2017). Prevalence of frailty among community-dwellers and outpatients in Japan as defined by the Japanese version of the Cardiovascular Health Study criteria. Geriatrics & Gerontology International, 17（12）：2629-2634. Fried LP, Tangen CM, Walston J, et al (2001). Frailty in older adults：evidence for a phenotype. The Journals of Gerontology Series A Biological Sciences and Medical Sciences, 56（3）：M146-M157. より引用

表1-2 基本チェックリスト

No.	質問項目	回答（いずれかに○をお付け下さい）		
1	バスや電車で1人で外出していますか	0. はい	1. いいえ	
2	日用品の買い物をしていますか	0. はい	1. いいえ	
3	預貯金の出し入れをしていますか	0. はい	1. いいえ	
4	友人の家を訪ねていますか	0. はい	1. いいえ	
5	家族や友人の相談にのっていますか	0. はい	1. いいえ	
6	階段を手すりや壁をつたわらずに昇っていますか	0. はい	1. いいえ	運動
7	椅子に座った状態から何もつかまらずにたちあがっていますか	0. はい	1. いいえ	
8	15分くらい続けて歩いていますか	0. はい	1. いいえ	
9	この1年間に転んだことがありますか	1. はい	0. いいえ	
10	転倒に対する不安は大きいですか	1. はい	0. いいえ	
11	6ヵ月間で2〜3kg以上の体重減少がありましたか	1. はい	0. いいえ	栄養
12	身長　　cm 体重　　kg（BMI＝　　）（注）			
13	半年前に比べて固いものが食べにくくなりましたか	1. はい	0. いいえ	口腔
14	お茶や汁物等でむせることがありますか	1. はい	0. いいえ	
15	口の渇きが気になりますか	1. はい	0. いいえ	
16	週に1回以上は外出していますか	0. はい	1. いいえ	閉じこもり
17	昨年と比べて外出の回数が減っていますか	1. はい	0. いいえ	
18	周りの人から「いつも同じことを聞く」などの物忘れがあるといわれますか	1. はい	0. いいえ	認知
19	自分で電話番号を調べて，電話をかけることをしていますか	0. はい	1. いいえ	
20	今日が何月何日かわからない時がありますか	1. はい	0. いいえ	
21	（ここ2週間）毎日の生活に充実感がない	1. はい	0. いいえ	うつ
22	（ここ2週間）これまで楽しんでやれていたことが楽しめなくなった	1. はい	0. いいえ	
23	（ここ2週間）以前は楽にできていたことが今ではおっくうに感じられる	1. はい	0. いいえ	
24	（ここ2週間）自分が役に立つ人間だと思えない	1. はい	0. いいえ	
25	（ここ2週間）わけもなく疲れたような感じがする	1. はい	0. いいえ	

（注）BMI（＝体重（kg）÷身長（m）÷身長（m））が18.5未満の場合に該当とする。

「介護予防のための生活機能評価に関するマニュアル」分担研究班（主任研究者：鈴木隆雄）（2009）．介護予防のための生活機能評価に関するマニュアル（改訂版）．より引用

3 | 臨床フレイルスケール

会田[19] はフレイルの程度を図る尺度として，Morleyら[29] の臨床フレイルスケール（Clinical Frailty Scale）を紹介している。これは，フレイルを健康状態や生活状況に応じて9つのカテゴリーに分類しているため，（図1-2）[29], [30] 状態を把握しやすい。また，フレイルの進行段階に沿っているため，ACPの導入や変更，更新のタイミングを考える際の参考となる。

たとえば，まだ支援が必要でない「脆弱」や，そう遠くない将来に状態悪化の可能性がある「軽度のフレイル」では，本人の価値観や将来の療養生活に対する希望などを考えておき，「中程度のフレイル」になったら今後の具体的な療養生活のあり方を検討し，「重度のフレイル」では具体的な治療内容の選択を，「非常に重度のフレイル」や「疾患の終末期」では，治療内容の再検討，終末期における治療内容や療養場所の確認，代理意思決定者の再確認などを行うなど，フレイルに応じて行うべきACPの内容が見えてくる。また，フレイルが次の段階に移行したときは，ACPを見直して修正するタイミングと考えることもできる。ただし，フレイルの進行に伴い，本人の判断能力や意思決定への意欲が低下してくるので，できるだけ早期からACPについて考える機会を提供し，フレイルの段階に応じて意思決定支援の方法を変えていく必要がある。

4 | オーラルフレイル

身体的なフレイルのほかに，オーラルフレイル（口腔機能の脆弱状態）という考え方[31], [32], [33] も提案されている。オーラルフレイルは，口腔機能の低下から摂食嚥下障害につながっていくが，これらは身体機能の低下だけでなく，様々な生活行為への関心やコミュニケーション力の低下にもかかわってくる。

口腔機能は，食べる以外に，話すことや表情をつくることもつかさどるため，オーラルフレイルの進行は意思表明，ひいては意思決定を困難にするサインになる。コミュニケーション力はACPを行うために必要な能力であるため，オーラルフレイルにも留意する。

5 | 高齢者に対する医療行為の適否

フレイルの状態を参考にACPを検討する際は，これらの指標をうまく活用し，患者の心身の状態や周囲の状況を総合的に検討する。

会田[34] は，フレイルの知見が，高齢者に対する医療行為の適否を考えるうえでも参考になると指摘している。フレイルが重度に進行した高齢者は，すでに身体的な予備能力が低いため，侵襲性の高い医療行為は強いストレッサーとなり，負の影響を及ぼす。このような状態にある高齢者に対し，若年者と同様に侵襲性の高い医療行為を提供することは，かえって害を及ぼす可能性がある。それと同様に，フレイルでない場合は，高齢であるというだけでは，救急搬送をしないことや治療の差し控えの理由にはならない。従来，救急搬送された心肺停止患者に関しては，年齢，病態などの状況にかかわらず，心肺蘇生を行

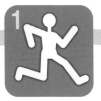

壮健

頑強で活動的，エネルギーがあり意欲的。一般に定期的に運動しており，同世代では最も健康状態がよい

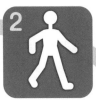

健常 疾患の明らかな症状はないが，カテゴリー1に比べると壮健ではない。時々，運動や活発な活動をしている

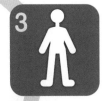

医学的管理による健康

何らかの疾患を抱えており医学的管理は良好だが，運動は習慣的なウオーキングくらいで，それ以上の定期的な活動はしていない

脆弱

日常生活に支援は必要ないが，症状によってしばしば活動が制限される。「動作が遅くなった」「日中に疲れやすい」などと訴えることが多い

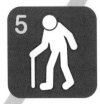

軽度のフレイル

動作が明らかに緩慢で，IADL（手段的ADL）のうち難易度の高い動作（金銭管理，交通機関の利用，負担の多い家事，服薬管理）に支援を要する。多くは次第に買い物や単独での外出，食事の準備や家事に支援を要するようになる

中等度のフレイル

屋外での活動全般と家事において支援を要する。階段昇降が困難になり，入浴介助が必要になる。更衣は見守り程度の支援が必要になることもある

重度のフレイル

身体面や認知面で生活全般に介助を要する。身体的には安定しており，6か月以内の死亡リスクは高くない

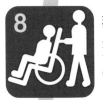

非常に重度のフレイル

全介助状態で，死期が近づいている。多くは軽度の疾患でも回復できない

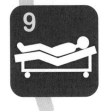

疾患の終末期

死期が近づいている。生命予後は6か月未満だが，それ以外は明らかなフレイルではない

認知症を抱える人のフレイルスコアリング

フレイルの程度は認知症の程度に対応する

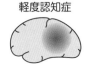

軽度認知症 最近あった出来事はある程度覚えていても詳細を忘れてしまう，同じ質問や話を繰り返す，社会参加が減退するなどが含まれる

中等度の認知症 過去の出来事はよく覚えているようにみえるが，最近の記憶についてはかなり損なわれている。促せば生活行為を行うことができる

重度の認知症 支援なしに生活行為を行うことはできない

図1-2　臨床フレイルスケール（Clinical Frailty Scale）

Morley JE, Vellas B, van Kan GA, et al（2013）．Frailty consensus：a call to action．Journal of the American Medical Directors Association, 14（6）：392-397．American College of cardiology．How to Measure Frailty in Your Patients．を参考に作成

う方針が標準的にとられてきたが，そこには，高齢を理由とした不搬送や治療の差し控えはエイジズム*であるととらえられ，非倫理的であるとの誹りを免れないとの懸念があったのではないかと述べている。しかし，臨床フレイルスケールでの「重度のフレイル」および「非常に重度のフレイル」に相当する心肺停止患者に対して心肺蘇生を行うことは，患者に侵襲を加えるだけで予後の改善が見込めない状態につながり，結果として患者・家族，そして医療者に強い不全感をもたらしてきた。こうしたエイジズムに基づく過少医療と過剰医療を避けるためにも，医学的根拠としてフレイルの知見を利用すべきである[19]。

　こうした考えは，時として私たちが陥りがちな「もう高齢だから」という理由で積極的治療をすべきでないという先入観と，同時に回復が見込めないにもかかわらず，エイジズムの誹りを免れるために一律に救命処置を行うことによる医療者のジレンマに，一つの指標を示したともいえる。高齢者に対する医療行為の適否は難しい問題であるので，今後も議論を重ねていく必要があるが，フレイルの知見は医療やケアの指標となるため，積極的に活用していきたい。

文　献

1) 片山陽子（2016）．アドバンス・ケア・プランニングの関連用語と概念定義．西川満則，長江弘子，横江由理子（編），本人の意思を尊重する意思決定支援—事例で学ぶアドバンス・ケア・プランニング，南山堂，p.3.
2) 足立智孝（2019）．アドバンス・ケア・プランニング（ACP）とは何か．角田ますみ（編），患者・家族に寄り添うアドバンス・ケア・プランニング—医療・介護・福祉・地域みんなで支える意思決定のための実践ガイド，メヂカルフレンド社，p.4-12.
3) 厚生労働省（2018）．人生の最終段階における医療・ケアの決定プロセスに関するガイドライン．
    <https://www.mhlw.go.jp/file/04-Houdouhappyou-10802000-Iseikyoku-Shidouka/0000197701.pdf>［2020.
    October 1］
4) 厚生労働省．「人生会議」してみませんか．
    <https://www.mhlw.go.jp/stf/newpage_02783.html>［2020．October 1］
5) Fischer GS, et al（2014）．Advance Directives and Advance Care Planning．Encyclopedia of Bioethics,
    4th edition, Bruce Jennings B, ed, Macmillan Library Reference, p.99-105.
6) 日本尊厳死協会．「リビング・ウィル」とは．
    <https://songenshi-kyokai.or.jp/living-will>［2020．October 1］
7) 終末期を考える市民の会．終末期宣言書．
    <http://www.shumatuki.com/sengen/top.htm>［2020．October 1］
8) 千葉県医師会（2019）．私のリビングウィル．
    <http://www.chiba.med.or.jp/personnel/nursing/download/mylivingwill_2019.pdf>［2020．October 1］
9) 日本公証人連合会．公正事務．
    <http://www.koshonin.gr.jp/business/b06/q0603>［2020．October 1］
10) 前掲書1），p.6.
11) 阿部泰之，木澤義之（2014）．アドバンス・ケア・プランニングと臨床倫理．長江弘子（編），看護実践にいかすエンド・オブ・ラインケア，日本看護協会出版会，p.41.
12) Loertscher L, Reed DA, Bannon MP, et al（2010）．Cardiopulmonary resuscitation and do-not-resuscitate
    orders：a guide for clinicians．American Journal of Medicine, 123（1）：4-9.
13) Izumi S, Nagae H, Sakurai C, et al（2012）．Defining end-of-life care from perspectives of nursing
    ethics．Nursing Ethics, 19（5）：608-618.
14) 長江弘子（2014）．エンド・オブ・ライフケアをめぐる言葉の整理．長江弘子（編），看護実践にいかすエンド・オブ・ライフケア，日本看護協会出版会，p.2-9.
15) 前掲書14），p.7-8.

---

* エイジズム（ageism）：年齢を理由にした様々な偏見や差別的な考え方をいい，高齢者差別につながる。

16) 長江弘子（2016）.「どう生きたいか」の価値を表出する支援としてのアドバンス・ケア・プランニングの意義. 西川満則, 長江弘子, 横江由理子（編）, 本人の意思を尊重する意思決定支援―事例で学ぶアドバンス・ケア・プランニング, 南山堂, p.14.

17) 荒井秀典（2014）. フレイルの意義. 日本老年医学会雑誌, 51（6）：497-501.

18) 日本老年医学会（2014）. フレイルに関する日本老年医学会からのステートメント.
<https://jpn-geriat-soc.or.jp/info/topics/pdf/20140513_01_01.pdf>［2020. October 1］

19) 会田薫子（2017）. 意思決定を支援する―共同決定とACP. 清水哲郎, 会田薫子（編）, 医療・介護のための死生学入門, 東京大学出版会, p.75-111.

20) Pal LM, Manning L（2014）. Palliative care for frail older people. Clinical Medicine, 14（3）：292-295.

21) Koller K, Rockwood K（2013）. Frailty in older adults：implications for end-of-life care. Cleveland Clinic Journal of Medicine, 80（3）：168-174.

22) 荒井秀典（編）（2018）. フレイル診療ガイド. 2018年版, 日本老年医学会.

23) Satake S, Shimada H, Yamada M, et al（2017）. Prevalence of frailty among community-dwellers and outpatients in Japan as defined by the Japanese version of the Cardiovascular Health Study criteria. Geriatrics & Gerontology International, 17（12）：2629-2634.

24) Fried LP, Tangen CM, Walston J, et al（2001）. Frailty in older adults：evidence for a phenotype. The Journals of Gerontology Series A Biological Sciences and Medical Sciences, 56（3）：M146-M157.

25) 葛谷雅文（2019）. 老年医学的高齢者のとらえ方―フレイルの概念を中心に. 在宅新療0→100, 4（5）：428-432.

26) 「介護予防のための生活機能評価に関するマニュアル」分担研究班（主任研究者：鈴木隆雄）（2009）. 介護予防のための生活機能評価に関するマニュアル（改訂版）.
<https://www.mhlw.go.jp/topics/2009/05/dl/tp0501-1c_0001.pdf>［2020. October 1］

27) Satake S, Shimokata H, Senda K, et al（2017）. Validity of Total Kihon Checklist Score for predicting the incidence of 3-year dependency and mortality in a community-dwelling older population. Journal of the American Medical Directors Association, 18（6）：552.e1-552.e6.

28) 新開省二, 渡辺直紀, 吉田裕人, 他（2013）.「介護予防チェックリスト」の虚弱指標としての妥当性の検証. 日本公衆衛生雑誌, 60（5）：262-274.

29) Morley JE, Vellas B, van Kan GA, et al（2013）. Frailty consensus：a call to action. Journal of the American Medical Directors Association, 14（6）：392-397 .

30) American College of cardiology. How to Measure Frailty in Your Patients.
<https://www.acc.org/infographics>

31) 平野浩彦（監）, 飯島勝矢, 菊谷武, 渡邊裕, 他（編）（2017）. オーラルフレイルの概念構築の経緯. 老年歯学, 31（4）：400-404.

32) 平野浩彦, 飯島勝矢, 菊谷武, 他（2016）. 実践！　オーラルフレイル対応マニュアル. 東京都福祉保健財団.

33) 西本美紗, 田中友規, 高橋競, 他（2019）. オーラルフレイルは残存歯数減少よりも口腔関連QOL低下と強く関連する―地域在住高齢者による横断検討（柏スタディ）. 日本未病システム学会雑誌, 25（3）：48-52.

34) 会田薫子（2015）. 超高齢社会のエンドオブライフ・ケアの動向―フレイルとエンドオブライフ・ケア. 老年医学, 53（1）：73-76.

② アドバンス・ケア・プランニング（ACP）の進め方： 5W1Hのタイミングと手順

　ACPをどうやって具体的に進めていくのかを，5W1H（Whenいつ，Who誰が，Whereどこで，What何を，Howどうやって，Whyなぜ）を用いて考えてみたい。

　なお，Whyはすでに前節で説明しているので，ここではWhen，Who，Where，What，Howについて，特にACPを進めるうえで最も重要なACPのタイミングをどう把握するのかについて，重点的にみていくことにする[*]。

1　When：いつ行うのか（表2-1）

　ACPのなかで最も重要であり，一番気をつかうのがこの「いつ，どんなタイミングで行うのか」である。特に，それまでACPについて考えたことがなかった人に対して，どんなタイミングでACPを開始するのかが，医療者であれば頭を悩ませるところである。できれば患者が自発的にACPを考え始めることが一番望ましいが，現実には難しい。医療者が，ACPを開始すべきだと感じても，本人が必要性を感じていないこともある。このような医療者-患者間のズレは現場でよくみられる。大多数の患者は，病状の悪化や生活の変化などの必然性があって，初めてACPについて考える。そのタイミングを上手にとらえて，できる限り本人にとって負担にならない形でACPを開始することが望ましい。

　また，ACPは基本的に最悪の事態に備えてあらかじめ意向を決めておくものであり，病状によってはタイミングを逃すとACPが難しくなる。しかし，患者や家族にとって「そのとき」になってみなければ決められないということも多い。また，「そのとき」まで来てしまうと，決めざるを得ない状況となり，決定に多少の妥協や諦めが含まれるにせよ，「これ以上考えようがない」という形で納得が得られる場合もある。医療者としては前もって「そのとき」に備えたいと考えるが，そこを踏みとどまって患者や家族の心の準備を待つことも必要になってくる。そのため，ACPでは疾患，病状，状態によるタイミ

---

[*] 本書では，前書『患者・家族に寄り添うアドバンス・ケア・プランニング─医療・介護・福祉・地域みんなで支える意思決定のための実践ガイド』（メヂカルフレンド社刊，2019）で解説したACPの5W1Hに加え，ACPを進めていくうえで最も重要になるACPのタイミングをどう把握するのか，どんな手順でACPを進めていくのかを重点的に解説している。

表2-1　**When：いつ行うのか**

	タイミング	ポイント
ACP の タイミング	①疾患・病状・状態から把握する 　タイミング ●疾患や病状の悪化，機能低下の 　徴候 ●慢性進行性疾患の診断 ●治療の選択肢がなくなってきた ●将来の様々な問題が予想される ●フレイルが進行し，介護依存度 　が高くなった ●意思決定への意欲，コミュニ 　ケーション能力の低下が予測さ 　れる ●家族など周囲の状況に変化があ 　り介入の必要性がある ②患者・家族が ACP について意 　識するタイミング ●体調，病状などの変化の自覚 　●体調の悪化，自覚症状 　●介護の導入 　●新たな医療者の介入や治療内 　　容の変更，入院 　●家族や周囲の変化 ●ACP に関する他者の働きかけ 　●医療者などから今後の病状， 　　ACP の話を聞く 　●知人から ACP の話，意思決 　　定についての話を聞く 　●地域コミュニティで ACP や 　　エンディングノートなどの話 　　を聞く	●意思決定能力が低下する前の導入が望ましい ●認知症患者では，意思決定できる早期の段階で ACP を開始し，価値観 　や好み，意向を確認する ●50 歳以上で定期的に受診する必要のある人，慢性進行性疾患の診断，フ 　レイルの進行により介護依存度が増加したときなど，ACP の開始を積極 　的に検討する ●フレイルの状況を参考にして ACP のタイミングを検討する 　●脆弱，軽度のフレイル，中等度のフレイルでは，今後の療養生活で大 　　事にしたいことや望むこと，代理意思決定者の選択などから始め，準 　　備を進めておく 　●重度のフレイルでは，具体的な治療内容と療養生活を選択・確認する 　●非常に重度のフレイルや疾患の終末期では，具体的な治療内容の再検 　　討と終末期における治療内容，療養場所，代理意思決定者を再確認する 　●重度のフレイル以降の段階では，判断能力や意思決定に対する意欲が 　　低下しているので，脆弱や軽度のフレイルから ACP について考えて 　　おく ●疾患・病状・状態のタイミングと患者・家族にとっての良いタイミング 　をうまく合わせていく 　●患者が ACP を意識するタイミングが，必ずしも患者にとって好まし 　　い状況とは限らないことに留意する 　●ACP を考えるときに，焦点を「病気に合わせる」のではなく，患者で 　　ある「私」に合わせて，「私の望む生活」「私らしい療養生活」を考え 　　てもらう 　●ACP 開始時から一貫して，本人の「価値観」を中心にして，そこから 　　治療・ケアの選択を考える手順を踏んでいく 　●代理意思決定者やキーパーソンの選択など，できるところから始める 　●患者 - 家族間のタイミングのズレに注意し，家族が良き意思決定支援 　　者になれるように支援する 　●ACP についての知る機会を増やし，身近なものとして理解してもらう ●準備状況の確認時は，開始が可能か，心理的負担はどの程度かを検討し， 　様子をみながら開始する 【タイミングを把握するヒント】 ●患者・家族の言動 　●将来について関心を示している 　●新しい治療やケアを試そうとする 　●過去を振り返る 　●何かを仮定する 　●価値観に触れる発言がある 　●家族に対する思いを話す ●患者の準備状況 　以下の点を尋ね，それぞれの程度からどれくらい ACP について考える 　準備ができているのか検討する 　●どこまで知りたいか 　●状況の理解はどの程度か 　●心配事は何か 　●もしものときについて考えたことがあるか 　●大事にしていること，してほしいこと，望まないこと 【タイミングを検討する際に役立つツール】 　●サプライズクエスチョン 　●SPICT（Supportive and Palliative Care Indicator Tool）
ACP 導入 にふさわし くないタイ ミング	●がんや難病の診断時 ●抗がん剤など強い副作用がある 　治療中 ●術前術後など ●医療者との信頼関係が構築され 　ていない時期 ●患者が ACP を考えたくないと 　いう意向を示している場合	●心身ともに余裕がない時期は，ACP 導入がストレスになる可能性がある 　ので注意する ●担当医の変更，転院，療養先の変更などは，気持ちが切り替わるため， 　ACP 導入のチャンスになるため，活用する ●患者が ACP を考えたくないという意向を示している場合は無理に ACP 　を開始せず，拒否の理由や ACP 阻害要因を探る ●支援者は焦らず，患者・家族が準備できていなくても諦めず，最悪に備 　えつつ見守る ●患者の気持ちの波をとらえて，できる限り穏やかな気持ちで取り組める 　タイミングを逃さない
準備が整わ ない状況で のタイミン グ	●急変時，救急搬送時など病状が 　深刻な場合 ●手術中の術式変更など緊急で， 　かつ患者に意識がない場合 ●心身や治療の状況に余裕がない 　場合 ●患者が意思表明や準備のないま 　ま判断能力を失った場合	●いかなる場合でも擁護・支援されているという感覚をもってもらう ●支えになる人や一緒に意思決定してくれる人の支援を得る ●患者の判断能力が失われている場合，医学的妥当性とともに，患者に判 　断能力があったらという視点で意思を推定する ●ケアのゴールを設定して共有する ●常にケアのゴールを確認し，処置の必要性を検討する 　●治療の効果に不確かさがあり差し控えを検討するときは，therapeutic 　　trial of a treatment の考え方などを参考にして，期間限定での治療 　　（time-limited treatment）も検討する 　●ゴールが達成困難な場合，代替案を提示し，ゴールを切り替えていく ●病棟に療養の場が変わるときは，病棟スタッフと連携してアフターケア 　を行う

表2-1 **When：いつ行うのか（つづき）**

変更・更新・確認のタイミング
●患者の状態に変化があったとき 　開始時と比べて，悪化や低下などのサインがみられたときは変更・更新のタイミングとなる 　●以前より状態の悪化や低下がみられる 　●今後の状態がある程度予測される 　●治療の選択肢がほとんどなくなった 　●さらにフレイルが進行した 　●さらに介護依存度が進行した 　●意思決定への意欲が低下してきた 　●コミュニケーション能力（聴力，視力，発語，話す意欲）が低下してきた ●治療方針や内容を変更するとき 　●新たな治療の導入を検討する 　●今までの治療の中止・変更を検討する ●患者・家族の心境に変化がみられたとき 　●今後の療養生活について新たな意向や変更の発言がある 　●今後の治療について新たな意向や変更の発言がある ●定期的なタイミング（特に病状や状態に変化がない場合） 　●一定の周期（6か月ごと，1年ごとなど） 　●患者・家族が意識できる誕生日などの記念日がある月

ングと，患者・家族にとってのタイミングの双方向で考え，両者をうまくすり合わせていくことが大切である。

1 | 疾患・病状・状態から把握するタイミング

患者の状態から把握できるタイミングとしては，以下のものがある。

●疾患や病状の悪化，機能低下の徴候（不可逆的と予想される）がみられたとき

●慢性進行性疾患の診断時

●がん末期などで積極的治療の選択肢がなくなってきたとき

●今後の状態や将来の様々な問題（判断能力や意思決定能力の低下）が予想されるとき

●フレイルが進行し，介護依存度が高くなってきたとき

●意思決定への意欲低下が予測されるとき

●コミュニケーション能力（聴力，視力，発語，話す意欲）の低下が予測されるとき

●患者を取り巻く状況の変化（家族の変化など）により介入の必要性があるとき

こうしたタイミングは，医療者や介護・福祉職者のような意思決定支援者が，専門的知識と経験に基づいて気づくことが多い。

(1) 疾患や病状の悪化，機能低下の徴候

状態の悪化が著しいと，様々なことを考え，判断することが難しくなるため，兆しが感じられてきた時点でACPを開始したいというのが意思決定支援者の思いである。終末期には意思決定能力が低下するため，少なくとも意思決定能力が低下する前の導入が望ましい[1]。特に，認知症の場合は，本人が意思決定できる早期（軽度の認知症）の段階で，先を見越した意思決定支援が繰り返し行われることが重要である[2]。認知症に限らず，病状の悪化や機能低下が不可逆的と予測される場合は，ACPの開始を検討する。

(2) 慢性進行性疾患の診断

吉野ら[3]は，積極的にACPを開始するタイミングとして，50歳以上で定期的に受診する必要のある人，心不全，COPD（chronic obstructive pulmonary disease：慢性閉塞性肺

疾患），認知症などの慢性進行性疾患の診断時，虚弱性が強くなり介護依存度が増加したときなどをあげている。呼吸不全や腎不全，神経難病など慢性進行性疾患の場合は，長期間にわたり増悪と寛解を繰り返し，その過程で何度も治療や療養に関する意思決定が必要になるため，診断後の療養生活をどのように患者の生活設計に合わせていくのかを考える必要がある。そのため，これらの疾患は診断された時点から開始することが望ましいが，深刻な疾患の診断時や告知直後は，患者や家族がショックを受けて様々なことを考える余裕がなく，患者側のタイミングとして不向きである場合が多い。そのため，医療者は焦らずに，まず患者の準備状況を確認し，開始することが可能か，心理的な負担はどの程度かを検討し，様子をみながら開始する。

また，療養過程のどの時期にいるのかによって，話し合いの内容が異なってくる。ACPのタイミングは，病気の再発や治療が功を奏さない，予後不良と判明したときが重要と指摘されている[4]。また，病状の悪化がそれほどでもない段階の患者では，ACPにおける意向は曖昧で変わりやすく，先の将来の仮の選択になるため現実味がないこと[1]が明らかになっている。そのため，最初のACPは，今後の療養生活で大事にしたいことや望むこと，代理意思決定者の選択など，治療選択などに比べて心理的負担が軽く，変化が少ないものから始めるとよい[5]。

（3）フレイルの進行

高齢者の場合，認知症や機能低下とともに意思決定への意欲も失われていくため，フレイルの状態（本章図1-2参照）を参考にACPのタイミングを検討する。できれば，まだ余力がある「脆弱」の段階で開始できるとよい。「軽度のフレイル」「中等度のフレイル」の段階では，そう遠くない将来に意欲や意思決定能力が低下するため，ACPの開始は必須になってくる。

最初に今後の療養生活で大事にしたいことや望むこと，代理意思決定者の選択などから始め，まず自分について振り返り，望んでいることを考えてもらうことで，少しずつ準備を進めていくことで，安心感をもってもらう。

フレイルが進行し，「重度のフレイル」になった場合，今までの価値観を踏まえて，具体的な治療内容と療養生活（ケアや療養場所など）の選択・確認が必要になってくる。さらにフレイルが進行し，「非常に重度のフレイル」や「疾患の終末期」では，具体的な治療内容の再検討と終末期における治療内容や療養場所の確認，代理意思決定者の再確認などが必要になってくる。「重度のフレイル」以降の段階では，患者の判断能力や意思決定に対する意欲が低下しているため，できれば「脆弱」や「軽度のフレイル」くらいからACPについて考えてもらい，具体的なことまで決められなくても，患者の価値観や希望を表明してもらい，共有しておく。

また，フレイルが次の段階に移行したときは，ACPを見直すタイミングと考え，患者の病状や意思決定能力に応じてACPを修正，更新していく。

次に患者・家族がACPについて考えるタイミングについてみていきたい。本来，ACPは患者自ら「考えてみたい」という自発性のもとに開始されることが望ましいが，ACPについて知らないことも多く，現実的には難しい。また，患者がACPを意識するタイミングは，必ずしも患者にとって好ましいものとは限らず，状況的にACPを考えざるを得ない場合が多い。そのため，このタイミングでは，情報提供を行うことでACPを知ってもらうこと，患者の準備状況に応じて，心理的負担の少ないところからACPについて考えてもらうことが望ましい。

患者・家族がACPを考えるタイミングは，大別して，体調や病状などの変化を自覚したときと，他者の働きかけによりACPに関心をもったときがあげられる。

（1）体調，病状などの変化の自覚

- 体調の悪化や自覚症状から，病気や死を意識する
- 介護の導入により機能低下や老いを実感する
- 新たな医療者の介入や治療内容の変更などにより病状を意識する
- 治療や入院などにより病気についてイメージがつくようになる
- 家族や周囲の変化により先々のことを考える必要性を感じる

このタイミングでの支援のポイントをあげる。

▶ACPを前向きに受け入れる気持ちを支える

患者にとって病状悪化の自覚が伴うときは，ACPがつらい現実とセットになってしまい，ACPを「縁起の悪いもの」としてとらえがちになる。そのため，「今後の悪化に備える」ことだけに焦点があたると，患者や家族は希望がもてず，ACPに取り組む意欲を失いかねない。そのため，ACPを考えてもらうときは，主人公は「病気」ではなく，患者である「私」であり，その「私」を「病気に合わせて考える」のではなく，「私の望む生活」「私らしい療養生活」といった形で「私」に焦点をあてて考えてもらうようにする。

▶価値観の確認から始める

最初は，自分自身について考えてもらうことから始めるとよい。大切にしていること，望むこと（望まないこと），こういう状態で過ごしたいなど，患者の希望や価値観に焦点を当てながら，それを軸にして，将来の病状の悪化や機能低下にどう対応するのかを考えていけるように支援する。

自分の価値観を考えることは，それまでの人生を振り返り，自分の気持ちを表現する機会にもなる。また，価値観に沿って将来を計画することは，置かれた状況や環境に積極的に働きかけ，コントロール感をもつことができるので，開始時から一貫して，本人の「価値観」を中心にして，そこから治療・ケアの選択を考える手順を踏んでいくようにする。

▶代理意思決定者，キーパーソンの選択から始める

価値観や人生観などと同様に，代理意思決定者やキーパーソンの選択なども変化が少なく，治療選択などに比べて心理的負担も少ない。医療者は具体的な治療の選択を考えても

らいたくなるが，初めは自分の大事にしていることや欲していることなど，患者が「考えてもいい」と思える内容からスタートする。

▶家族を支援する

家族は患者に一番近い他者として，医療者以上に患者の状況を察知することも多い。家族はACPのタイミングにいち早く気づける立場にあり，ACP開始の支援者となり得る。

しかし，家族が患者に先んじてACPの必要性を意識した場合，医療者-患者間と同様に，患者-家族間で気持ちのずれが生じる可能性がある。家族は代理意思決定の問題も含めて，なるべく早くからACPについて考えてもらいたいと思い患者を急かすこともあるが，本人がその気になれない場合，葛藤や問題が生じる。そのため，焦らず，患者の価値観や希望に焦点を当て，できる限りACPが希望的作業になるように働きかけてもらう。遠回りにみえるかもしれないが，患者の価値観や思いを知ることで，患者への理解が深まる機会になり，最終的にやるだけやったと納得できる可能性もある。

(2) ACPに関する他者の働きかけ

- 医療者などから今後の病状について話を聞く
- 医療者などからACPの話を聞く
- 知人からACPの話を聞く
- 知人から意思決定についての話を聞く
- 地域コミュニティでACPやエンディングノートなどの話を聞く

上記のように，他者からACPについての情報を得ることも，ACPに関心をもつタイミングとなる。ACPについて知らなければ，自身のACPを検討するという考えに至らず，また一人では何から手をつけたらよいのかわからない。ACPに関する取り組みをしている人の存在を知れば，関心をもちやすい。そのため，医療者など意思決定支援者は，対象となる人に周知を図る必要がある。

▶ACPについて周知・啓発を図る

近年，地域包括支援センターや行政が中心となって，エンディングノートなどの冊子を作成し，地域住民に配布し啓発を図る取り組みが盛んになっている。筆者も地域包括支援センターと協働して，希望や価値観を形に残す「きらり人生ノート」[6]を作成し，ACPについての講演会などで周知を図っている。こうした取り組みは，単にエンディングノートや事前指示書を書くことではなく，人生の最期にまつわる様々なことを「知る，考える，語る」場を提供し，一般市民と専門職者が共にACPについて考える機会をつくることになる。その結実として，エンディングノートや事前指示書の作成につながることが望ましい。

医療機関や介護施設，役所など様々な場所で，掲示板やWebサイトでのお知らせ，セミナーなどで情報を提供したり，患者の会などで実際にACPに取り組んでいる人たちの話を聞く機会を設けること，また，パンフレットを作成し，外来受診時に配布するなど，日頃からACPについての情報提供を行い，ACPに親しみをもってもらうことも重要である。できる限り元気なうちからACPに触れて考えてもらえるように，医療者や介護・福

祉職のみならず，病院関係者や行政・教育に携わる者が，その機会を提供していくことが必要である。

3 | タイミングを把握するヒント

患者・家族の気持ちが動くタイミングについては，患者・家族の言動や患者の準備状況から把握するとよい。また，タイミングを検討する際に役立つツールとして，サプライズクエスチョンやSPICT（Supportive and Palliative Care Indicator Tool）がある（p.38参照）。

(1) 患者・家族の言動

患者や家族の言動から把握するタイミングとは，患者・家族が価値観や意向にかかわるような発言，過去の振り返りや将来の考えについての言及，意思決定にかかわるような発言があったときなどで，そういうときは，患者も「考えてみたい」「考える必要がある」と思っているため，ACP導入のきっかけをつかみやすい。以下のような言動がヒントになる。

▶**将来について関心を示している**

「そろそろ○○しなければ」「先のことを考えて」「こうなったらいい」など，将来について関心を示す発言がある。あるいは「考えてみたい」「考えてもよい」という気持ちがある。

▶**新しい治療やケアを試そうとする**

「やってみようか」「試してみてもいい」など，新しいことにチャレンジしようとしている。新たな可能性にかけてみたいという気持ちや，自分の現状に対して働きかける意欲がある。

▶**過去を振り返る**

「前もってこうしていれば」「あのときこうしていれば」「あのときそう思ったけれど」「以前はこんなふうに思っていたけれど」など，過去を振り返り，自分の気持ちや意向の所在を確かめるような発言がある。

▶**何かを仮定する**

「もし○○だったら」「○○であったなら」「もしもこうなったら」など，何かを仮定し，自分の希望や意向を探る発言がある。あるいは，ほかの選択肢や可能性に思いを馳せるような発言がある。

▶**価値観に触れる発言がある**

「以前からこう思っていた」「○○が好きだった（嫌いだった）」「○○したかった（したくなかった）」「以前はよく○○した」「○○するべきだと思っていた」「○○しなければならないと思う」など，大事にしていることやしてほしいことなど，価値観に触れるような発言がある。

▶**家族に対する思いを話す**

「迷惑をかけたくない」「家族が困らないようにしたい」「家族が○○と言っていた」「家

族に○○を遺してあげたい」など，家族に対する思いや，家族をきっかけに自分の将来を考えるような発言がある。自分以上に，家族など他者について思いを巡らせたり考えたりすることは，ACPを考える動機や意欲につながりやすい。

(2) 患者の準備状況

　患者にACPについて話し合う準備が整っているかを確認することで，タイミングを把握することもできる。準備状況を確認する会話として，どこまで知りたいか，状況の理解はどの程度か，心配事は何か，もしものときについて考えたことがあるか，大事にしていること，してほしいこと，望まないことなどがあげられる。それぞれの程度から，患者がどれくらいACPについて考える準備ができているのかを検討する。

　準備状況について確認するときは，前置きとして「誰にも必ずお尋ねする一般的な質問なのですが」「万が一のことを考えてみなさんにお聞きしていることなのですが」「今はまだ問題がないと思うのですが，一応聞いておくことなので」などの抵抗感を和らげる言葉を最初に伝える。また，最終的に将来の悪化や機能低下など，つらい現実について触れざるを得ないので，「○○さんのことを心配している」「できる限り○○さんの力になりたい」など，患者を心配していて支援したいという気持ちを言葉にして直接伝える[7]ことで，ACPが単に治療の一環としてではなく，患者の意向を生かすために行われていることを理解してもらう。

▶ どこまで知りたいか

　自分の病気や予後についてどの程度まで知りたいかを把握する。がんなどの病気について真実を知りたいか，病気についてどんなことが起こり得るか，認知機能の低下や予後不良の可能性などについて，どこまであらかじめ知りたいのかが該当する。この程度によって，病状についてどこまで伝えてほしいのか，ACPについてどこまで考えておきたいのかなどが変わってくる。

▶ 状況の理解はどの程度か

　現状についてどこまで理解しているか，どう考えているかを確認する。「今の病状についてはどのように考えていますか？」「病気をとおして経験したことについてどう感じていますか」など，患者が現状をどう考えているのかを把握し，何を手始めに話していけばよいのかの手がかりを得る。

▶ 心配事は何か

　現状や今後の治療，自分自身の生活や家族との関係などで心配していることは何かについて尋ねる。特に，患者が将来について考えておきたい心配事がある場合，ACPを話すきっかけとなる。また，「現在，心配していることはありますか」「ご自身やご家族のことで気になっていることはありますか」「今後の生活を考えると，何か心配なことはありますか」「今後の治療や介護で心配なことはありますか」など，現状＝今（今の状況で本人が気になっていること）と，今後＝将来（将来のことで心配なこと）についての心配事を時間軸で整理しながら尋ねることで，今考えておかなければならないことと，将来に向けて継続的に考えていくことを把握する。

▶ もしものときについて考えたことがあるか

もしものときについてこれまで考えた経験があるか，今まで家族や身近な人でこのような経験があるかを問う形にしてきっかけをつくり，対象者の態度や反応を確認する。「もしものときについて，これまで何かを考えたことがありますか」「もし自分で判断ができなくなった場合，治療やケアについてどうしてほしいですか」「もし判断能力が低下した場合，他に判断を助けてくれる方，あるいはあなたに代わって判断をしてくれるような信頼のできる方は誰ですか」など，「もしものとき」についてどう考えているのかを把握する。タイミングを計るための質問なので，相手の反応によっては，無理をせず，準備状況の把握にとどめる程度でもよい。もし相手がつらそうな様子を見せたら，無理はせず話を切り替えるなどの配慮を行う。必要に応じてプラスのフィードバック（「もうすでにもしものときについて考えているのはすごいですね」「すでにご経験されているのですね。大変だったでしょう」など）を伝えるのもよい。

▶ 大事にしていること，してほしいこと，望まないこと

「ふだんの生活で大事にしていることは何ですか」「どういう療養生活を送りたいですか」「何かを決めるときはいつもどうしてきましたか」「何かを決めるときはご自身で決めたいですか」「今後をどういう状態で過ごしたいですか」「こうなったら嫌だという状態はありますか」「治療やケアを受けていくときに，これだけはしてほしくないことはありますか」など，患者が望んでいることを尋ねる。

これらの会話は患者の価値観に焦点が当たるので，心理的負担が少ない。ふだんからこうしたことを考えているとは限らないため，すぐには答えられないこともあるが，得られた反応から会話を広げて次の話し合いにつなぐこともできる。さらに「もしよろしければ，また考えをお聞かせください」「今後のことに生かしていきたいので，思いついたら話してください」などと継続的に問いかけると，患者の印象に残り，別の機会に考えを話してくれることもあり，これが話し合いのきっかけづくりになる。

上記の内容を，ふだんの会話だけでなく，診察やケアの最中に織り交ぜていき，そのときの言動はもちろん，どのような反応を見せたかなどもサインとしてとらえ，準備状況をはかっていく。質問の順番は，そのときの状況に応じて入れ替えてもよい。こうした準備状況の確認が，話し合うきっかけにつながる。

なお，これらは後で振り返ることができるように必ず記録に残し，多職種で共有できるようにしておく。

4 │ ACP導入にふさわしくないタイミング

ACP導入にふさわしくないタイミングもある。たとえば，がんや難病の診断時（告知直後），抗がん剤など強い副作用がある治療の最中[8], [9]，術前術後などは，患者は心身ともに余裕がない時期であり，ACP導入がストレスになる可能性もある。

また，患者・家族と医療者との信頼関係が構築されていない場合も，患者の困惑を招く可能性がある。信頼関係が構築されていないタイミングとして，担当医の変更，転院や療

養先の変更などがあげられるが，新たな医療者やケア提供者との出会いはACP導入の絶好のチャンス[3]でもあり，在宅医療への移行や転院などが導入のきっかけになることもある。

それ以外に，患者がどうしてもACPを考えたくないという意思を示している場合も，無理に導入することは控える。すでに何らかの疾患や機能障害を抱えている患者にとって，闘病だけで精一杯で考える余裕がない場合もある。また，ACPを考えること自体が患者にとってつらいものに感じられて，ACPに対して意欲的になれない場合もある。いずれにしても病状の進行に伴い意思決定しなければならないときが来るし，そのときが来ないと決められないこともある。

患者や家族が準備できていなくても諦めず，最悪に備えつつ見守ること，患者の気持ちの波をとらえて，できる限り穏やかな気持ちで取り組めるタイミングを逃さないことが大切である。

5 | 準備が整わない状況でのタイミング

医療現場では，時間的余裕がないタイミングで意思決定を迫られる場合もある。
- 急変時や救急搬送時など病状が深刻な場合
- 手術中の術式変更など緊急で，かつ患者に意識がない場合
- 心身や治療の状況に余裕がない場合
- 患者が意思表明や準備のないまま判断能力を失った場合

こうした場合は，以下の点を踏まえて支援する。

▶いかなる場合でも擁護・支援されているという感覚をもってもらう

救急外来でのケースや急変した場合，手術中の術式変更などの緊急事態では，一刻を争うため，どうしても決断を急がせざるを得ない場合が多い。何らかの危機的状態に陥っているということだけでも非常に強いストレスとなるが，そこに心理的圧迫が加わると納得のいく意思決定ができず，後々心に深い傷を負うことになる。医療者は，焦りから患者や代理意思決定者に心理的圧迫を与えがちであることを意識し，決断を迫られている患者や代理意思決定者の心情に共感するよう声をかけ，かかわる医療者全員がサポーティブな態度に徹する。

このタイミングで重要なことは，患者や代理意思決定者が，いかなる場合でも支援されている，擁護されているという感覚を保ちながら意思決定できるように支援することである。

▶支えになる人や一緒に意思決定してくれる人の支援を得る

時間的余裕がないタイミングであっても，できる限りほかに決断を支えてくれる家族や関係者がいるか確認し，可能であれば電話などで話ができるように配慮する。救急外来や手術室などであれば病棟の看護師などと連携して，アフターケアが提供されるように働きかけていく。

▶ケアのゴールを設定して共有する

▶常にケアのゴールを確認し，処置の必要性を検討する

　急変などの緊急事態では救命が優先されるため，結果として患者が望んでいた状態に合わない可能性がある。また，状態によって当初の治療目標が達成できなくなる場合もある（救命のための積極的治療が功を奏さず，予後不良となるケースなど）。こうした場合，対症的に治療を続けることは，本人の望まない延命治療につながりかねない。

　吉野ら[3]は，心肺蘇生に加えて処置の差し控えを検討する際には，薬剤や処置を一つひとつ個別に確認するのではなく，まずケアのゴールの確認と再設定（goal oriented）を行うことが重要であり，ケアのゴールを確認しそれに見合う処置であるかという目線で処置の必要性を検討し，予後が不確実で予測がつかないときには，医学的妥当性について患者・家族に説明し，同意が得られれば期間限定での治療（time-limited treatment）を検討すると述べている（期間限定での治療に関しては，p.45「therapeutic trial of a treatment」も参照のこと）。

　これらによって，患者のQOLに基づいたケアのゴールを設定し，状態の変化に応じてゴールを確認し，必要に応じて再設定し，できる限り患者の望む状態に沿えるように努力する。

▶ゴールが達成困難な場合，代替案を提示し，ゴールを切り替えていく

▶病棟への移動の際は，病棟スタッフと連携してアフターケアを行う

　当初のゴールが達成困難になった場合は，ゴールの代替案を必ず提示（積極的治療から症状緩和など）し，患者の状態に応じて家族と相談しながらゴールを切り替えていく。また，救急外来や手術室から病棟に移動となったときは，病棟スタッフと連携してアフターケアを行う。

6 ｜ 変更・更新・確認のタイミング

　ACPがある程度まで進んでいる場合，病状の変化に応じて内容を変更・更新したり，定期的に変更がないか確認する必要がある。変更や確認のタイミングとしては以下のものがある。

▶患者の状態に変化があったとき

　ACPを開始したときと比べて，病状悪化や機能低下のサインがみられたときは，変更・更新の必要性について検討する。また，今後の状態悪化が予測される場合や治療の選択肢がなくなってきたとき，フレイルや介護依存度が進行しているとき，意思決定にかかわる能力が低下してきたときなども，変更・更新が必要かどうかを検討する。

▶治療方針や内容を変更するとき

　新たな治療導入を検討するときや，今までの治療を中止・変更するときは，病状の悪化を伴っていることが多く，ACPの内容が変わる可能性がある。そのため治療を変更するときは，それまでのACPの内容に変わりがないか確認し，必要に応じて変更する必要がある。

患者・家族が今後の治療や療養生活について新たな考えや変更の意思がみられたときも，ACPを見直すチャンスである。それまで介護してきた家族の状況が変化した場合などは，新たに今後の療養生活を考えなければならないため，ACPを見直す必要がある。

▶定期的なタイミング（特に病状や状態に変化がない場合）

特に病状などの変化がない場合でも，定期的にACPの内容を見直すことが望ましい。患者の状況に応じて，6か月や1年ごとなど一定の周期で見直して，本人や家族に変更はないか確認しておく。患者の誕生日は本人・家族にとって記念日でもあり忘れにくいので，周期的に振り返るには最適である。こうした記念日のある月にお祝いも兼ねて患者の意向を振り返るようにすることも一案である。

7 | 疾患・経過別によるタイミングのポイント

次に，illness trajectory（疾患の軌跡）[10] をもとに，終末期までの経過別によるタイミングのポイントをみていく。

illness trajectoryは，様々な疾患・病状・状態の経過の軌跡を描くもので，その人が今どのステージにあるのか，今後どのような経過をたどるのかを予測し，その人にとって最善の医療やケアを検討するために使うことができる。

各疾患別の具体的な経過とタイミングの詳細はPART 2に譲るとして，ここでは大別して，①発作などによる意識消失や突然死など（準備期間のない終末期）の軌跡，②がん末期など（短期間で確実に死に向かう終末期）の軌跡，③慢性進行性疾患など（悪化と危機を繰り返し，機能が低下していく終末期）の軌跡，④老衰など（高齢により衰弱や心身の機能，生活機能が低下していく終末期）の軌跡から考えていく。

（1）発作などによる意識消失や突然死など（準備期間のない終末期）の軌跡（図2-1①）

回復の見込みがない意識消失や死が突然やってくるもので，準備期間のないまま終末期に入る。心筋梗塞や致死性不整脈，脳出血や脳梗塞，事故，急変などが該当し，患者の心身が危機的状況にある。

ここでのタイミングは，良いタイミングを計ることは難しく，「今，この時点で，すぐ」意思決定しなければならず，刻一刻と変化する病状に応じて，生命にかかわる意思決定を行わなければならないという特徴がある。そのため，代理意思決定者を焦らせるのではなく，いかなるときも擁護・支援されているという感覚をもってもらうこと，ケアのゴールに焦点を当てて，それを一緒に決めていくことが重要である。

（2）がん末期など（短期間で確実に死に向かう終末期）の軌跡（図2-1②）

がんの終末期などで，予後不良で死を避けることができないが，死までにある程度時間が残されている。

ここでのタイミングは，この段階にいることがわかった時点で，できるだけ早くACPを開始すること，できれば意識がしっかりしているうちに開始することが望ましい。ACPについてなかなか考えられない患者も多いが，病気の進行により意思決定自体が困

難になる場合もあるため，気力と体力があるうちに開始する。また，ACPを考えることが，人生の最期を自分らしく過ごすための計画を考えるチャンスでもあることを知ってもらうのも一案である。ACPを遂行できていることが，患者と家族にとって終末期の満足を生み出す可能性もある。

しかし，もうこの時点で考えるだけの気力も体力もないという場合や，ACPの内容が消極的なものになる場合（治療を控えるなど，何かをやらないということが占めるような場合）では，ACPを希望的作業としてとらえることは難しい。いくらACPを具体的に考える時間があるとはいえ，間違いなく死に向かっている状況では希望をもつこと自体が困難である。それでも，「あらかじめ自分で準備している」「様々なことを整理してある」という感覚は，患者にとってわずかであってもプラスの感情をもたらす。そのため，決定を焦らせることなく，考える機会を繰り返し提供し，応じる様子がみられたらプラスのフィードバックを伝えるなどの支援が大切である。

（3）慢性進行性疾患など（悪化と危機を繰り返し，機能が低下していく終末期）の軌跡（図2-1③）

疾患の増悪と生命の危機的状況を繰り返しながら徐々に心身の機能が低下し，終末期を迎えるもので，COPD（慢性閉塞性肺疾患），心不全，慢性腎臓病，神経難病など慢性進行性疾患，脳血管障害など急性期から回復期や維持期に移行した患者が該当する。

経過が長期にわたることから，将来の病状や生活状況など様々な点が予測しづらく，ACPに取り組むこと自体が難しくなる。また，完治は望めず，疾患の増悪と生命の危機的状況を繰り返すことによって，そのつど心身にかかわる重大な意思決定を迫られることになるため，ACPを考えること自体が苦痛をもたらす可能性がある。病気が進行するにつれて，以前に希望していたことが変化することもあり，代理意思決定者や介護者となる家族も病気などで替わることがある。患者は，症状コントロールのために日常生活に様々な制限があり，ふだんからストレスを抱えているので，ACPを考えることが心理的負担を増すことになりかねない。

ここでのポイントは，焦らずゆっくりと時間をかけてACPを一緒に考えていき，要所要所の意思決定のポイントを逃さないことである。長期間にわたるかかわりのなかで，少しずつ目の前のことから考えていき，小さなステップを積み上げていくこと，初期の段階では，ある程度までの経過予想を伝え，その反応をみながら，自分の価値観や療養生活をどう過ごしたいかなどの希望，代理意思決定者の選出などから始めて，自分が望んでいることを意識してもらい，徐々に明確にしていく。すぐにACPについて具体的なことを考えるのではなく，時間をかけながら，今後に備えて，自分がどのような療養生活を送りたいかイメージしてもらうとよい。

その後，病状や状況の変化に応じて，準備状況を尋ねる質問など（p.21「患者の準備状況」を参照）を使って患者の気持ちの変化を確認していく。病状の悪化は本人にとってはつらい現実であるが，治療や療養生活について決めなければならないポイント，すなわちACPのタイミングにもなりやすいので，心理面に十分に配慮しながら働きかけていく。

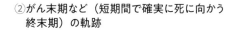
①発作などによる意識消失や突然死など（準備期間のない終末期）の軌跡

特徴
- 準備のないまま突然，重大な意思決定を迫られる
- 短時間で生命にかかわる重大な判断を下さなければならない
- 患者の意識がなく，意向が確かめられない
- 代理意思決定が必須になる
- 命にかかわるが故に，代理意思決定は非常に重責である
- 家族が強いショックを受けていて，意思決定が困難である

②がん末期など（短期間で確実に死に向かう終末期）の軌跡

特徴
- 短期間であるが，時間が残されている
- 死というゴールがみえているため，自分の希望や望む状態を振り返り，ACP を実行するチャンスがある
- がん自体の症状や治療の副作用など，全身に及ぶ多様な症状によって，将来のことを考える余裕がない場合もある
- 病状が悪化してくると死が現実味を帯びてくるため，ACP 自体がつらくなる場合もある

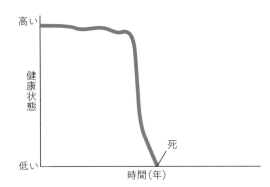

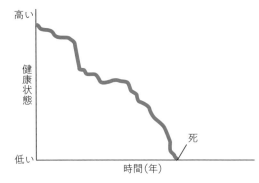

③慢性進行性疾患など（悪化と危機を繰り返し，機能が低下していく終末期）の軌跡

特徴
- 将来の予測がつかず現実味に乏しいため，ACP を考えるのが難しい
- 疾患により日常生活が制限され，ストレスを抱えやすい
- 完治することがないため，悪化を遅らせるための治療や生活管理が必要である
- 病気の進行によって，患者の意向や代理意思決定者が変化する
- 意思決定を何度も行わなければならない

④老衰など（高齢により衰弱や心身の機能，生活機能が低下していく終末期）の軌跡

特徴
- 認知症などにより，判断能力や意思決定能力に問題を抱えている
- 機能低下に伴い意思決定への意欲が低下する
- 日常生活に他者の援助が必要なため，意思決定に他者の都合や意向が影響する
- 緩やかに衰弱するが，急変する可能性も高い
- 予後予測が難しいため，治療の程度を決めることが難しい
- 経過の予測が難しいため，ACP 導入のタイミングをつかみにくい

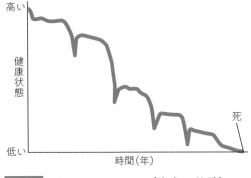

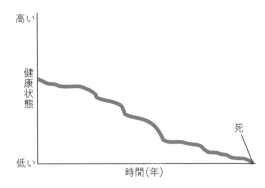

図2-1 illness trajectory（疾患の軌跡）

Lynn J（2001）．Perspectives on care at the close of life．Serving patients who may die soon and their families：the role of hospice and other services．JAMA，285（7）：925-932．を参考に作成

(4) 老衰など（高齢により衰弱や心身の機能，生活機能が低下していく終末期）の軌跡 （図2-1④）

　加齢などによる心身の衰弱や機能低下を経て終末期に入っていく軌跡で，老衰や様々な慢性疾患が徐々に加齢とともに進行して終末期に至る。

　患者の判断能力や意思決定への意欲が低下していることが大きな特徴であることはいうまでもない。ほかの軌跡では，受診や診断時，入院，病状の悪化などがACPのタイミングとしてあげられるが，ここでは，経過が長く緩やかに衰えていくため，タイミングをつかみにくいところがある。しかし，急変する可能性も高いことから，突然家族が代理意思決定を迫られる場合もある。

　急変により治療が必要になった場合でも，どこまで治癒や回復を期待できるのかを推測することが難しく，救命のための治療が一転して，本人が望まない延命治療になる可能性もある。さらに要介護者で生活に他者の援助が必要になっている場合，意思決定の際に他者の都合や意向が影響することも多い。そのため，判断能力や意思決定への意欲があるうちにACPを始めることが望ましい。

　タイミングとしては，オーラルフレイルがみられるようになってきたとき，全体のフレイルが進んできたとき，転倒や骨折などのアクシデントが生じたとき，介護依存度が増えたとき，介護者の問題が発生したとき（介護者が病気になるなど），認知症患者では，もの忘れ外来などの受診時，周辺症状や生活上の問題が出てきたときなどがあげられる。このタイミングをACPの開始および見直しの好機ととらえ，働きかける。

　機能低下や疾患の悪化が緩やかで大きな変化がない場合は，患者の誕生月や季節の節目などを目安に，患者や家族とACPの見直しを行うとよい。

　この場合のACPは，高齢者が対象となることが多いので，終末期における医療の選択がクローズアップされやすいが，それ以上に患者の人生における満足や日常生活の居心地の良さが重要になる。治療が回復への可能性をもたらすとは限らず，死というゴールがいつやってきてもおかしくない状態にある場合，日々の生活が安全・安楽であること，患者が満足できるものであることが大切となってくる。そのため，ACPでは，患者が望む状態や生活がどのようなものかに焦点を当てることが重要である。

2　Who：誰が誰に行うのか（表2-2）

　ACPにかかわる人は，意思決定の主人公である患者をはじめとして，家族，医療者や介護・福祉職者，行政や教育に携わる人など多岐にわたるが，その役割から意思決定する人，意思決定を支援する人，意思決定に影響する人などがいる。それぞれの置かれた状況や立場によってかかわり方が異なってくる。

　意思決定者は患者本人であることはいうまでもないが，患者の判断能力が低下した場合は家族や近しい人が代理意思決定者になる。しかし，患者や家族は医療者のような専門家ではないため，将来にわたって身体的・精神的変化を具体的に予測するのは難しい。患者

表2-2 Who：誰が誰に行うのか

対象者	役割	機能	ポイント
本人	意思決定者	●意思決定を行う ●意思決定の過程で必要な能力を使う ●意思決定の過程で必要な情報や支援を得る ●意思決定能力が低下している場合は，意思決定支援者や代理意思決定者による支援を得る	●意思決定には，意思を形成する，意思を周囲に表明する，表明した意思を実行に移すなどの過程がある ●意思決定の過程において，意思形成のための情報や支援，意思表明への手段や支援，意思の実行・実現への方法や支援が必要になる ●意思決定の過程における心理的負担に配慮し，各過程に応じて意思決定が行いやすいように働きかける 【意思決定能力が低下している場合の支援】 ●必要な情報を認知能力に応じて説明する ●認知能力にかかわらず，患者が意思決定能力を有することを前提に支援する ●身振り手振りや表情の変化も意思表示として読み取る ●意思決定能力を固定的に考えず，保たれている認知能力などを向上させるよう働きかける
家族，親族，友人など	代理意思決定者	●代理意思決定者として意思決定する 【役割】 ●患者のことをよく知り，希望や価値観に寄り添いながら意思決定する ●患者に判断能力があったらどんな意向を示したかを考える（意思推定）	【選出】 ●患者に意思決定能力がある場合：患者があらかじめ選出する ●患者に意思決定能力がない場合：家族などが相談して選出する ●患者に意思決定能力がある場合は，病状悪化などの前に準備可能であり，他の意思決定に比べて心理的負担も少ないので，患者がACPについて考える準備ができたら最初に考えてもらう ●代理意思決定者は，家族だけに限定されない ●代理意思決定者が複数人の場合，重責を一人で担わなくて済む，内容を相談できる，みんなで支え合うことができるなどのメリットがある ●代理意思決定者が複数人の場合は代表者をおく 【意思決定を必要とする場への参加】 ●患者が元気なうちから代理意思決定者を含めてACPが行われることが望ましい ●可能な限り，意思決定を必要とする場に参加し，患者の価値観を共有し，役割を自覚することによって代理意思決定への準備を整える
	重要他者	●様々な面で患者を支える ●患者の意思決定を支援する ●患者の意思決定に影響を及ぼす	●家族などが重要他者になることが多く，様々な感情，価値観，利害がかかわってくる ●患者を最もよく知る立場にあるため，患者を支えることや影響を及ぼすことがある ●家族が患者の価値観や意向を理解しているとは限らない ●患者の意思がわからず悩む場合や，患者と家族の意思が対立する場合がある ●家族としての悩みや対立の理由，原因を確認したうえで，家族と共に患者の（推定）意思に立ち返るように支援する ●提供可能な治療やケア，社会資源などについて検討し，決定が家族にとって納得できるように支援する
医療・介護職者，福祉職者，行政・教育関係者	意思決定支援者	●患者の意思決定や代理意思決定者の代理意思決定を支援する ●意思決定に必要な情報を提供する ●意思の形成・表明・実行を支援する ●患者の望む意思決定が実行されるように多職種で連携する ●役割を分担して，ACPがうまく機能するように連携する	●家族，医療者，介護・社会福祉職などが主な意思決定支援者になり，人生や生活の重大事項に関する意思決定を支援することが多い ●対象者の意思決定過程に応じて，意思の形成・表明・実行を支援する 　●意思形成支援：患者が希望や価値観を自覚し自分の意向をつくっていくことを支援する 　●意思表明支援：患者が自分の気持ちや意向を表明できるように支援する 　●意思実行支援：患者の意向を実行に移すための支援 【各役割のポイント】 ●イニシアチブ役割：ACP開始や変更の適切なタイミングを把握し，意思決定を促す，意思決定支援者の取りまとめを行う ●調整・連携役割：ACPを円滑に進めるために，患者と様々な職種，ケア，サービス，時間，プロセスをつなぎ，調整と連携を図る ＊ファシリテーション役割：可能であれば職種や立場に関係なく，イニシアチブ役割，調整・連携役割とACPの進捗を管理するペースメーカー役割を兼ね備えた存在として中心的役割を担う者がいることが望ましい

アドバンス・ケア・プランニング（ACP）の進め方

29

に価値観を問いかけ，希望を語ってもらうことで患者の自発性を担保しつつ，適切なタイミングで重要な情報を提供し，患者の価値観に寄り添いながら話し合いを進め，意思決定を支援していく意思決定支援者が必要である。

ACPを誰が，誰に，誰と行うのか，お互いにどんな役割があるのか，意思決定者，代理意思決定者，意思決定支援者など，それぞれの役割について考えていく。

1 | 意思決定者

(1) 意思決定の過程と意思力

意思決定者とは，文字どおり意思決定を行う人を指す。意思決定者の基本は患者本人である。意思決定者が意思決定を行うとき，以下のような過程をたどる。

①自分のことを振り返り，自分の価値観について考える

②意思決定に必要な情報や他者からの支援を入手する

③自身の置かれた状況や意思決定によってもたらされる結果を理解する

④自分の意思を考え，表明する

⑤自分の意思が実現するように周囲に働きかける

⑥意思決定能力の低下に備えて代理意思決定者を選んでおく

⑦自分の意思や価値観を代理意思決定者や関係者と共有する

⑧決定した意思を実行する

⑨必要に応じて振り返り，修正・追加する

意思決定者は，これらの過程でそれぞれ必要とされる能力（状況を理解する能力や意思を表明する能力など）を使い，必要に応じて情報や他者からの支援を得る。①〜③では，意思形成のための情報や支援，④〜⑤では意思表明への手段や支援，⑥〜⑨では意思の実行，実現への方法や支援が必要になる。

また，決定内容も軽微なものから人生を左右する重大なものまで多様であるため，意思決定にはそれらに応じた心理的負担がかかり，考えることや表明することへの意欲や意思する力，すなわち意思力を消耗しやすい。特に医療や介護における意思決定が必要なときは，病気療養中や日常生活がままならない状態にあることが多く，患者にとって心身に余裕がない。それ故，意思決定支援では，患者の意思が生かされるように，また十分にその意思力を使えるように，各過程に応じた意思決定支援が必要になる。以下のような，小さな配慮の積み重ねが意思力の消耗を防ぐ。

▶患者の理解に応じて説明方法を工夫し，理解を助けるツールを使用する

▶様々な意思決定事例を紹介し，参考にしてもらう

▶日中の疲れが出る夕方や夜，食事前後，検査などの負担の高いイベントの前後は意思決定を避ける

▶意思決定までに時間的余裕がある場合は時間をおき，意思力が回復してから考えてもらう

逆に，時間的猶予がない状態，状況を本人がイメージできていない状態，選択肢の提示

のみで感情の共有がない状態での意思決定は，意思力を消耗させるので，十分な配慮が必要である。

(2) 意思決定能力が低下している場合の支援

認知症患者など意思決定能力が低下している人の場合，以下のように支援する[11]。

▶ 意思決定に必要な情報を，患者の認知能力に応じて理解できるように説明する

▶ 認知機能にかかわらず，患者には意思があり意思決定能力を有することを前提にして意思決定を支援する

▶ 患者の身振り手振りや表情の変化も意思表示として読み取る努力を最大限行う

▶ 患者の意思決定能力を固定的に考えず，患者の保たれている認知能力などを向上させるよう働きかける

認知症だから意思力がないと考えず，患者が意思を表明しやすいように，様々な方法や道具などを適切に使用して援助する。また，こうした人の場合，心身の負担や疲労が意思決定に大きな影響を及ぼすため，ふだんから体調や気分の日内変動や傾向を把握しておき，タイミングをつかむなどの工夫をする。

2 | 代理意思決定者

(1) 代理意思決定者の役割

何らかの事情で患者が意思決定できなくなったとき，本人に代わって意思決定を行うのが代理意思決定者である。代理意思決定者は，患者のことをよく知っていて，患者の希望や価値観に寄り添い，患者の意思を推定できる人がふさわしい。「患者なら何を希望するだろうか」を考え，その価値観に沿って意思決定できる人である。家族がその役割を担うことが多いが，必ずしも家族だけに限定されない。また，一人だけでなく複数人いてもよい[12]。代理意思決定の重責を1人で担わなくても済むため，心理的負担が軽減される，お互いを支え合うというメリットもある。しかし，意見が割れてしまう，収拾がつかなくなるなどの可能性もあるので，窓口となる代表者を決めておくとよい。

代理意思決定の際に注意しなければならないのが，患者の意思が，気づかないうちに代理意思決定者の意思にすり替わってしまうリスク[13]である。そのため，代理意思決定者は，患者に判断能力があったならどんな意向を示したかを考える「患者の意思推定」を行う必要がある。代理意思決定には，情報理解能力，判断能力に加えて，家族や医療者などの関係者と話し合っていくコミュニケーション能力など様々な能力が必要となるため，負担が大きい。代理意思決定者の負担を軽減しつつ，これらの能力を発揮できるように支援する。

(2) 代理意思決定者の選出

代理意思決定者の選出は，患者に意思決定能力があり，患者が代理意思決定者をあらかじめ選出する場合と，患者の意思決定能力がなく，家族など患者以外が代理意思決定者を決める場合の2つがある。前者では「あなたのことを一番よく知っていて，あなたの価値観を大事にし，あなたならどういう選択をするのかを考えてくれる人は誰か」，後者では

「○○さんの価値観や人生観をよく知っていて，その価値観を大事にして，○○さんならどうするだろうということを考えられる人は誰か」という問いかけが有効である。

患者に意思決定能力があるうちに，あらかじめ決めて依頼しておくことが望ましい。そのため，患者がACPについて考える準備ができたら，代理意思決定者を選んでもらうところからスタートするとよい。これは病気の進行や介護依存度が増す前に準備可能であり，心理的負担も少ない。

（3）意思決定を必要とする場への参加

代理意思決定者には，患者が意思決定できる段階から患者が意思決定を必要とする場に可能な限り参加してもらうことが望ましい。木澤[5]は，代理意思決定者には，可能ならば外来に一緒に通院してもらい，もしものときに患者の推定意思を代弁してもらうように依頼することで，患者の価値観を共有でき，それに伴って，代理意思決定者が自分の役割を自覚し，日常生活の場でインフォーマルなACPが継続的に行われるようになるとしている。代理意思決定者が参加することで患者の価値観を共有し，代理意思決定者の役割を自覚することによって，代理意思決定への準備を整えることができる。

3 ｜ 意思決定支援者

意思決定支援は，特定の職種や場面に限定されるものではなく，意思決定にかかわる人すべてが担うべき役割であり，誰でも意思決定支援者になることができる。意思決定支援者は，何よりも患者の価値観が反映され，患者が納得のいく意思決定ができるように，患者のまだ明確化されていない希望や価値観を自覚し自分の意向をつくっていく意思形成支援，自分の気持ちや意向を表明する意思表明支援，患者の意向を実現すべく実行するための意思実行支援など[14]，様々な面で支える必要がある。

医療や介護，福祉の場面では，家族，医療者，介護・福祉職者などが意思決定支援者になる。それぞれが自分の立場を生かしつつ，多職種間の垣根を超えてシームレスな連携を図ることが重要である。

意思決定支援者が果たすべき役割には，イニシアチブ役割，調整・連携役割，ファシリテーション役割がある。

（1）イニシアチブ役割

ACPの開始において，患者と家族が自発的に取り組み，イニシアチブ（主導権）をとることが理想であるが，現実には難しい。医療者など意思決定支援者がイニシアチブをとり調整することが必要になる。イニシアチブ役割としては，ACPの開始や変更の適切なタイミングを把握し，意思決定を促す，意思決定支援者の取りまとめを行うなどが考えられる。

▶誰がイニシアチブ役割を担うべきか

ACP導入のきっかけは患者の虚弱度や医療依存度が増したときが多く，治療の最終決定や病状について切り出す役割を担う医師がイニシアチブをとりやすい立場にある。そのため，医師が他のメディカルスタッフのサポートを得ながら，ACPのイニシアチブをと

っていくのが望ましい[9] という意見や，患者側が医師にイニシアチブをとってほしいと思う傾向にある[4), 15), 16)] という調査結果が出ている。また，患者が事前指示書を作成し医師に伝えていたとしても，医師がそれを重要視していなければ医療に反映されないという研究結果[17)] もあるため，医師の役割がACP成功の可否に関与していることは否めない。しかし，医師自身も医師によるイニシアチブが慣例となることについて拒否的な場合もあり，できれば患者や家族から開始する手がかりを示してほしいと考えているという調査結果[9)] もある。

　また，すべてのイニシアチブを医師に担わせた場合，いくつかの問題が生じてくる。多忙な診療業務を抱える医師の負担がさらに増える，医師がACPに関心がない場合，患者の意向が治療に反映されない，治療的立場から医学的最善に偏る場合がある，多忙な診療業務により患者の日常生活まで把握しきれずACPに生かせない，複数の診療科受診で生じる医師同士の関係性の問題，在宅移行や転院，施設入所などによる主治医変更による連携不備などの可能性も出てくる。また，職種間の関係性やヒエラルキーなどが影響する可能性もある。

▶役割を分担する

　イニシアチブ役割を，ACPについて切り出す役割，ターニングポイントとなる重要な医療情報を説明する役割，患者の状態に応じてACPのアップデートを提案する役割などに分けて，療養生活の場面に応じて，意思決定支援者で役割を分担し，限られた職種に負担が偏ることのないように配慮する。

　患者の病状や治療方針などの説明は医師が適切であるが，ACPを切り出したり，アップデートを進めたりする役割は，患者の療養生活に寄り添う看護師や介護職者のほうが担いやすいという側面もある。いずれにしても意思決定支援者間の連携とACPに対する共通理解が重要になってくるため，チームを形成し，役割分担だけでなく，お互いを支援し合う体制を整えておく。

（2）調整・連携役割

▶誰が調整・連携役割を担うべきか

　ACPを円滑に進めるために，患者と様々な職種，ケア，サービス，時間，プロセスをつなぐ調整・連携役割も必要となる。看護師や介護・福祉職者は，ケアをとおして患者の療養生活に密着することで，患者の変化を敏感に察知でき，家族との接触機会も他職種より多いことなどから，患者の個別性や生活に応じたACPを進められる立場にある。病棟を例にとっても，看護ステーションは病室のそばに設置され，すぐに患者のところへ行くことができる。また，24時間という時間軸でケアを提供するため，患者やその家族の様々な状況を把握しやすい。たとえば病名告知後に患者が部屋で泣いているときにも，忙しい家族が見舞いに来たわずかな時間にも，立ち会うことが可能である。

▶良いタイミングでかかわる

　看護師は時間的なかかわりだけでなく，最も良いタイミングでかかわることも可能であり，患者にとって「時間的・タイミング的な存在」[18)] といえる。それ故に，患者の価値観

や意思を日常のケアのなかから見つけ出してACPに生かすことが可能である。もちろん介護士などのケア提供者も，介護施設で同様の立場にあるといえる。特に看護師は医学的知識を有しており，ケアチームのなかで調整を図る役割を担うことも多いため，状況が整えばイニシアチブ役割も調整・連携役割も果たすことが可能であり，こうした特性を生かすことはACPにとって有益である。

▶専門性や特徴を生かす

特定の看護分野に熟達した看護実践能力を有する認定看護師や専門看護師は，意思決定支援のためのスキルをもっている。また，医療ソーシャルワーカー（MSW）や退院支援チーム，在宅医療チーム，緩和ケアチームのメンバーは，地域の社会資源を熟知しているため，療養場所やサービスの選択肢の幅を広げてくれる。意思決定支援チームが効果的に機能するには，各職場の状況や関係性に応じて，それぞれの職種が専門性や特徴を生かした役割を模索しながら，シームレスな連携を心がけていくことが重要になってくる。

(3) ファシリテーション役割

ACPを進めていくうえで，ACPを統括してファシリテートしていく存在がいることが望ましい。ACPについての知識や経験があり，イニシアチブ役割や調整・連携役割を兼ね備えたACPファシリテーターが中心となり，対象者のスクリーニングから意思表明・意思決定・意思実行支援の流れを管理し，ACPがうまく進むように調整する。ACPファシリテーターがいると、シームレスな連携が可能になり，意思決定支援チームが効果的に機能する。

ACPファシリテーターに必要な知識と能力，ACPの内容を表2-3に示す。ACPファシリテーターには，イニシアチブ役割，調整・連携役割だけでなく，ACP実践のペースメー

表2-3　ACPファシリテーターに必要な知識と能力，ACPの内容

ファシリテーターに必要な知識と能力	● ACPの基礎知識 ● 基礎的な医学的知識，ケアの知識 ● 倫理や意思決定にかかわる法律の知識 ● ACPに必要な倫理的判断の知識 ● コミュニケーション能力，対話力 ● 患者の意向を医療や介護に反映させる実行力 ● 患者，家族，意思決定支援者をまとめる調整力 ● ACPのアップデートを見極める状況把握力 ● 長期的な視点で継時的変化に対応していく継続力
ACPの内容	● 対象者のスクリーニング ● ACP導入にあたって，主治医や病棟看護師との調整 ● 患者・家族との関係づくり ● 患者・家族との話し合い ● 患者の価値観や意向の明確化 ● ACPの内容の検討 ● ACPにおいて生じる倫理的問題への対応 ● 意思決定支援者との調整 ● 意思決定支援者間での方向性の統一 ● 患者と家族の調整 ● 意思決定後のフォローアップ（意思実行支援がうまくいっているか確認し，問題があれば対応するなど） ● 患者の変化に応じたACPの内容のアップデートの提案 ● ACPの評価と修正 ● 家族のフォローアップ ● 意思決定支援者のフォローアップ

カーを兼ね備えた存在となることが期待される。また，ファシリテーション役割については「3　How：どのように行うのか」でも触れているので，参照してほしい。

▶ファシリテーターを養成する

海外では，ACPにおけるファシリテーターの重要性が指摘され，ACPファシリテーターによりACPが進められている[19), 20)]。日本でもACPファシリテーター養成教育プログラム（Education For Implementing End-of-Life Discussion：E-FIELD）[21)]が作成されており，これによってACPにおいて必要な倫理的判断，法的懸念の払拭，合意形成，ACPの導入方法，患者の意思決定支援の方法を学ぶことができる[22)]。

西川ら[23)]は，ACPファシリテーター養成と病棟内での仕組みづくりの重要性を指摘し，まずACPファシリテーターを教育し，次いでACPファシリテーターと病棟チームとの連携を構築する必要があると述べており，ACPの支援過程では倫理的判断への支援が求められることから，意思決定支援に長けた倫理判断支援チームに置くことが望ましいとしている。

これらのことから，今後ACPを発展させていくにあたって，ACPファシリテーター養成はもちろんのこと，支援チームの結成や組織的なACP支援システムの構築が重要になってくる。

4 ｜ 重要他者

意思決定には，代理意思決定者や意思決定支援者だけでなく，様々な人がかかわり影響を及ぼす。ここでは，代理意思決定者としての役割だけでなく，重要他者として，患者の支えになったり，様々な影響を及ぼしたりする存在として家族を取り上げる。もちろん重要他者は家族だけでなく，ほかの親族や友人の場合もある。

(1) 重要他者としての家族

家族は，最も患者をよく知る立場にあり，患者の意思決定支援で欠かせない存在であり[24)]，意思決定支援者でもある。しかし，家族であっても必ずしも患者の価値観や意向を理解しているとは限らず[25)]，患者の意思がわからず悩む場合や，家族の価値観や都合に応じて，患者と家族の意向が対立する場合もある。

家族には，①患者を心配している家族，②患者の意思の代弁者としての家族があり[26)]，さらに③それぞれの価値観に無意識に影響されている家族が存在する。①は心配に伴うつらさや悩みに寄り添うケアの対象となる家族であり，②は本人に代わって生死の重要判断の重責を担う家族である。③の家族はそれぞれの価値観や関係性，立場に影響され，家族の意向が患者の意向や最善と合わず，患者の意向を妨げてしまう可能性がある。

(2) 家族への支援のポイント

家族は，最も良い意思決定支援者にもなるし，患者の意思決定を覆す存在にもなる。現場では，患者が胃瘻を含む延命治療を拒否する旨を事前に表明していたにもかかわらず，患者の判断能力が低下したときに，「生きていてくれるだけでいい」「延命しなかったら（家族が）後悔するから」「世間体が悪い」などの理由で患者の意思決定を覆す事例がたび

たびみられる。しかし，本人の意思を優先させることが難しい場合もある。家族にとって代理意思決定は非常な重責であり，悩んだ末の判断でもあり，そこには，長い年月を共に過ごしてきた家族の心情，すなわち「情」の部分が存在する。医療者やケア提供者などの意思決定支援者は，そこをよく理解し，家族としての悩みや対立の理由や原因を確認したうえで，家族と共に患者の（推定）意思に立ち返ることを繰り返し，決定が家族にとって納得できるように支援していく。

3　How：どのように行うのか（表2-4）

ACPの具体的なステップ（段階）とそのポイントについてみていく。

1　Basis：ACP導入に向けた関係構築と環境の準備

ACPをスムーズに開始するための基盤を整える段階で，対象者がACPに自発的に取り組めるような関係の構築と環境の準備が主になる。まずは，ACPが必要になるより前に，ACPについて知り，考える機会を提供する。具体的には，ACPの周知・啓発（ACPについての情報提供やセミナーなどの開催），対象者が自身の価値観や希望，今後の生活などについて考える，語る機会の提供，安心して価値観や人生観を語ることができる関係性の構築，組織内にACP支援システムを構築し，シームレスな連携を図るなどである。

ACPにおける意思決定には，価値観や死生観が大きくかかわってくるため，対象者に心の奥にあることを話しても大丈夫という安心感をもってもらう必要がある。そのための関係づくりと環境を整える。また，ACPは将来，判断能力や身体機能の低下に備えて準備するだけでなく，今後の人生を主体的に計画するという側面ももっているので，このことを伝えてACPに前向きに取り組んでもらえるようにすることが，その後のACPを進めていくうえで非常に重要になる。

2　Step 1：対象者の選定とACP支援チームの形成

（1）ACPを必要とする対象者のスクリーニングと情報収集

まずは，ACPを必要とする対象者を選定する。基本的に病状によって心身の機能の低下や予後不良となっていく可能性がある人はすべて対象者として検討し，情報収集しておく。たとえば，明らかに病状の悪化が予想される人，治療の選択肢がなくなり予後不良にある人，フレイルが進行して介護依存度が高くなっている人などは，できるだけ早くACPを開始する必要がある。また，中年後期以降で何らかの疾患を抱えて定期受診している者，慢性進行性疾患（心不全，COPD，慢性腎臓病，認知症など）で，確実に進行していく疾患の人も，将来の病状悪化に備えて，あらかじめ治療や生活の方針を立てておかなくてはならない。こうした人々をスクリーニングして，適切な時期にACPを開始できるように準備する。スクリーニングの際に参考になるツールとして，前述した臨床フレイルスケールやJ-CHS基準，緩和ケア領域のスクリーニングツールであるSPICT*やサプライズ

表2-4 **How：どのように行うのか**

段階	内容	ポイント
Basis ACP導入に向けた関係構築と環境の準備	ACPについて知る機会，自分の価値観や希望，今後の生活などについて考える，語る機会の提供	●ACPが必要になる前から情報を伝え，価値観や希望を話すことができる環境を準備する 　●ACPについての情報提供を行う 　●価値観や希望について話し合える関係をつくる 　●価値観や希望について考えるきっかけや語り合う場をつくる 　●価値観や希望について考えるために役立つツールを用意する ●すでにACPについて知っている，話し合う環境や関係ができている場合は次のステップへ進む ●組織内にACP支援システムを構築し，シームレスな連携を図る ●ACPの周知・啓発に努める
Step 1 対象者の選定とACP支援チームの形成	①ACPを必要とする対象者のスクリーニングと情報収集 ②関係部署（病棟など）との情報共有と連携，主治医の了承 ③ACP支援チームの形成	●関係機関と連携して，対象者のスクリーニングを行う 　●ACPを必要とする対象者：病状の悪化が予想される人，予後不良が予測される人，中年後期以降で定期受診している人，慢性進行性疾患と診断されている人，認知症で認知機能の著しい低下がみられていない人，がん再発時や抗がん剤治療などの適応がなくなった人，介護依存度が高くなっている人など ●定期的なカンファレンスなどで関係部署と情報を共有し，対象者を抽出する ●主治医の了承と協力を得ておく ●関係者でACP支援チームを形成し，連携を図る 　●主治医，受け持ち看護師，意思決定支援に携わる多職種でACP支援チームを構成し，役割を分担する 　●可能であれば，ACPファシリテーション役割を担える人を中心にチームを形成する
Step 2 患者の準備状況の確認	①ACP導入に向けて話を始める気持ちの準備ができているかの確認 ②情報提供と状況についての理解の促進 ③患者が拒否している場合の対応	●ACP導入の前に患者の心の準備ができているかを確認する 　●ACPについて話し合うことの了承を得る 　●患者の好みや話し合う内容の程度を把握する 　●患者の状況の理解度を確認する ●必要に応じて情報を提供し，現状についての理解を促す ●患者が不快感や拒否を示した場合は無理に進めずに中止し，話したいと思ったときにはいつでも応じることを伝える
Step 3 ACPの阻害要因の検討	ACPを進めるにあたっての阻害要因の把握 ①患者側の要因 ②医学的状況や医療者側の要因	●患者がACPを含めた心身の状態や今後について話すことに抵抗や拒否がある場合は，その要因を検討する ①患者側の要因 　●患者の背景，不安や否認，患者の体調，家族の感情など ②医学的状況や医療者側の要因 　●予後予測の困難さ，医療者やケア提供者のスキルの問題，医療・介護システムの問題など ●不安やショック，否認などの段階，告知直後などは，患者の準備ができる時期まで待ってACPを再開する ●患者がためらいを示したときは理由を尋ねておく ●拒否やためらいの感情に配慮しつつ，阻害要因を抽出と対応策を検討し，タイミングを計る ●予後予測については illness trajectory（疾患の軌跡）の考え方などを用いて，今後の機能低下の段階やACPのタイミングを検討しておく
Step 4 代理意思決定者の選定	代理意思決定者の検討と選定	●病状が安定していて，意思決定能力がある時期に選定する ●患者の意思決定能力や状態に応じて検討してもらう ●代理意思決定者の選定は，治療や療養生活の意思決定よりも心理的負担が少ないので，早期から着手できる ●本人以外が代理意思決定者を選定するときは，患者の価値観や人生観をよく知っていて価値観を大事にし，患者ならどうするかを考えられる人を検討してもらう ●代理意思決定者は家族でなくてもよい ●複数人とする場合は代表者を決めておく ●選定後は，説明の場に同席してもらい，患者の価値観や意向を共有し，代理意思決定者としての役割を理解してもらう
Step 5 患者の好みや価値観の確認と意思形成・意思表明支援	①患者の好みや希望，価値観の確認 ②患者の意思形成，意思表明への支援	●患者の好みや希望とその背景にある価値観を確認する 　●患者の好みや大事にしていること，望む日常生活や療養生活，人生観や死生観など ●具体的な治療やケアの希望を確認し，方向性を定めていく 　●望む治療内容，最期を迎えたい場所や看取ってほしい人，延命治療にかかわる治療内容など ●患者の意思形成，意思表明を支援する 　●患者の理解に応じた情報提供を工夫する，できる限り複数の選択肢を提示し，患者の生活に応じたメリットとデメリットを伝える，患者の医学的認識にズレがないか確認する，患者の意思形成・意思表明を阻害する要因がないか確認し必要に応じて対応する，時間的変化を考慮する，患者が表明した意思が患者の価値観と合わないと思われる場合はACPをやり直してみる，複数人で支援するなど ●患者の好みや意向を記録し，意思決定支援者で共有する 　●好みや意向が明確になってきたら，カルテやケアプランなどを用いて記録し，共有しておく 　●事前指示書やエンディングノートの存在を確認し，活用する 　●定期的に見直し，必要に応じて修正する

表2-4 **How：どのように行うのか（つづき）**

Step 6 合意形成と ゴール設定	①ACPの合意形成 ②ケア（治療，療養）の ゴール設定	●ACPの方向性について合意を形成しケアのゴールを設定する ●倫理的問題や法的懸念に対応する 　●倫理的問題があれば特定し対応する 　●法的懸念があれば倫理委員会や専門家にコンサルテーションする 　●必要に応じて，倫理判断支援チームを結成し支援する ●患者の価値観や意向を基本に，医学的最善と合わせながらゴールを設定する ●様々なゴールがあり，治療の程度や療養生活の内容に個別性があることに留意する ●パーソナルゴールにも配慮する ●therapeutic trial of a treatmentの考え方なども参考にし，期間限定治療（time-limited treatment）も検討する ●ゴール達成が困難となった場合は，代替案の再設定だけでなく，心理面をフォローアップする ●療養が長期にわたる場合は，長期的ゴールと短期的ゴールを共に話し合う
Step 7 患者の意向を 反映させた医 療・ケア計画 の立案，実施	①患者の意向を反映させ た医療・ケア計画の立 案 ②医療・ケア計画の実施	●上記の手順を踏まえ，患者の意向を現実の治療やケアに応用させた計画を立案し，実施する ●終末期や高齢の患者の場合，患者の意向や希望を日常生活のケアに反映させる ●パーソナルゴールの実現のための対応を計画に盛り込む ●多職種で協働し，利用可能な社会資源などを活用する
Step 8 ACPの評価と アップデート （修正，更新）	①病状や状況の変化に応 じたACPの評価と アップデート ②定期的なACPの評価 とアップデート	●病状や状況の変化に応じて，ACPの評価とアップデートを行う 　●医療・介護依存度の増加 　●患者の心境の変化 　●治療方針や内容の変更 　●家族の心境や介護状況の変化 　●人的・物的な療養環境の変更 ●経時的に変化するため，繰り返し話し合い，いつでも変更可能なことを伝える ●状態が安定している場合でも，定期的に内容を確認・評価し，共有し，記録に残す ●ACP開始時に定期的な評価時期を決めておく（誕生日，半年ごと，1年ごとなど）
Step 9 ACP終了後の 家族へのケア	ACP終了後の家族への フォローアップ	●患者の死亡などでACPが終了となった後も，必要に応じて家族の支援を行う ●患者の意向に沿えないまま終了した場合や，患者の意向がわからないまま家族が代理意思決定を行わなければならなかった場合など，状況に応じてフォローアップを行う 　●対象者と家族のACPへの取り組みをねぎらう 　●後悔や悲しみの思いを傾聴する 　●うまくいった部分にも目を向ける ●グリーフケアと合わせて行う
Step 10 最終的なACP の評価	最終的なACPの評価と 振り返り，課題抽出，対 応策の検討	●最終的なACPの評価と振り返りを行い，必要に応じて課題抽出，対応策の検討を行い，次のACP支援に生かしていく 【具体的な評価内容】 　●患者に合うACPの内容であったか 　●患者の意向を実現できたか 　●ACPが効果的に機能したか 　●問題点と原因 　●患者と家族の満足度 　●意思決定支援者の対応と連携 【評価後の対応】 　●今後の課題抽出と対応策の検討 　●共有，記録による経験や知識の蓄積 　●医療者，ケア提供者などの意思決定支援者同士のケア（プラスのフィードバック，気持ちを吐き出せる場づくり，カウンセリングなど）

角田ますみ：アドバンス・ケア・プランニング（ACP）を行うための考え方や必要なスキル，具体的な進め方，角田ますみ編，患者・家族に寄り添うアドバンス・ケア・プランニング―医療・介護・福祉・地域みんなで支える意思決定支援のための実践ガイド，メヂカルフレンド社，2019，p.45-47. より引用改変

クエスチョン*などがある。一般的に人生の最終段階について考えておく必要がある時期では緩和ケアを必要とすることも多いため，こうしたツールを準用することができる[27]。

（2）関係部署（病棟など）との情報共有と連携，主治医の了承

　選定にあたっては，病棟などの関係部署と定期的に情報を共有し，患者を抽出し，主治

---

* SPICT（Supportive and Palliative Care Indicator Tool）：緩和ケア，アプローチの必要な非がん患者を同定するツール。健康状態が悪化するリスク，あるいは亡くなるリスクのある人を同定し，支持療法や緩和ケアにおける満たされていないニーズを評価する。
* サプライズクエスチョン（surprise question）：「目の前の患者が1年以内に亡くなったとしたら驚くだろうか？」と問い，患者の予後を考える方法。

医や受け持ち看護師など患者をよく知る人や意思決定支援に携わる多職種でACP支援チームを組む。チームを組むことで，様々な職種で支援することが可能になり，ACPを進めやすくなる。また，誰かに負担が偏らないようにすることもできる。

　チームが組めない場合は，患者の選定とACPの開始にあたって，主治医の了承を得ておく。主治医は治療方針の説明や医療行為そのものを担うため，協力を得ておく必要がある。もちろん，すでにACP支援チームの主要メンバーとして主治医が参加するのであれば，そのほうが望ましい。

（3）ACP支援チームの形成

　シームレスなチーム連携を考慮すると，職種にとらわれず，ファシリテーション役割を担える人材が重要となってくる。施設内にACPファシリテーターを置くことが可能な場合は，ファシリテーターを中心に今後のステップを踏んでいくと一貫性が生まれ，軸がぶれない意思決定支援になることが期待できる。

　ACPファシリテーターがいる場合，ファシリテーター自身が病棟やユニットと連携して対象者を選定することもできるので，所属の枠組みを超えて，ACPを必要としている患者を漏らさず抽出できる。今後，ACPをうまく進めていくためにも，このようなACPファシリテーター役割を担える人材の養成と，それを生かしたシステムづくりが重要になってくる。

3 ｜ Step 2：患者の準備状況の確認

　患者がACPについて話し合う準備がどこまでできているかを把握する。ACP導入のタイミングについては準備状況から検討することを前述したが，それも踏まえて，ここではACPを進める手順として準備状況を確認していく。

（1）ACP導入に向けて話を始める気持ちの準備ができているかの確認

▶ACPについて話し合うことの了承を得る

　特に最初の切り出しになるので，「みなさんにお聞きしていることなのですが」「一般的にお聞きしていることなのですが」などの前置きで心理的負担を軽減し，患者の反応を確認しながら了承を得る。

▶患者の好みや話し合う内容の程度を把握する

　深刻な病気や心身の機能の低下がわかったときに，どこまで聞きたいか，その後について自分で決めたいか，家族に任せたいか，状況を誰（家族など）と共有したいか，今後の治療や生活についてどのような希望があるかなど，患者の好みや程度を確認し，現時点でどの程度まで話ができるかの目安を把握する。

▶患者の状況の理解度を確認する

　患者の医学的知識と病状の理解度，現状と今後について，治療の選択肢などをどれくらい理解・把握しているかなどの状況の理解度を確認し，医療者やケア提供者の認識とのずれがないか把握する。

（2）情報提供と状況についての理解の促進

必要に応じて，情報提供と状況の理解を促すよう働きかける。場合によっては告知となる可能性があるため，（1）で得た情報をもとに慎重に進める。

（3）患者が拒否している場合の対応

患者が抵抗や拒否などを示した場合は，どうしてそう感じたのか理由を尋ね，無理に話を進めず中止し，時期が来るまで待つ。また，話したいと思ったときにはいつでも応じることを伝える。ここでは話を中止するだけでなく，理由を確認し共感することで患者の感情に配慮する。

不快感や拒否などの感情への対処を怠ると，ACPに対して不安や苦痛を感じる可能性があり[3]，ACPが進まなくなるおそれがあるため，注意が必要である。理由を尋ねておくことで，Step 3につなげる。

4 | Step 3：ACPの阻害要因の検討

患者がACPについて話すことに抵抗や拒否を示す場合に，その要因を検討する。これらの要因は様々であり，それに応じて対応を検討する。大別して，要因が患者側にある場合と，医学的状況や医療者側にある場合で考えていく。

（1）患者側の要因

- ●患者の背景：患者のヘルスリテラシー不足，死について考える習慣や経験がない，今を生きるだけで精いっぱいで将来について考える余裕がない，家族に悪いニュースを聞かせたくない，医療者が（治療や意思決定を）何とかしてくれるだろうという期待など
- ●不安，否認：病気や現状に対する不安，ショック，否認，混乱などの段階にある，現実に向き合うだけの気力がない
- ●患者の体調：急性期や抗がん剤治療中，身体機能が著しく消耗しているなど
- ●家族の感情：患者と家族の意見の相違，家族間の意見の相違，家族が患者の意思を尊重しない，家族が病状や予後を受け入れられない，家族が積極的治療に過度の期待を抱いているなど

患者のヘルスリテラシー不足であれば，情報提供によってヘルスリテラシーの促進を図る。家族との意見の相違や家族が現状を受け入れられないなどの場合は，家族の思いを傾聴し，必要に応じて情報提供や話し合いの場を設けるなど対応を図る。急性期や抗がん剤治療中，身体機能が著しく消耗しているときなどでは，患者に余裕がないため，体力が回復するのを待つ。

不安や否認が強い段階，告知直後などで感情が不安定な時期では，感情的に反応する場合もあるため，ACP開始に適さない。拒否やためらいの感情に配慮しないと，患者がACPに対して不安や苦痛を感じる可能性があり，必要なときにACPを進めることができなくなる。患者がためらいを示したときは理由を尋ね，タイミングを計りながら，患者の身体機能が回復し，状況を受容できる段階になるまで待ってからACPを再開する。

ACPを死についての会話と考え忌避している場合は，生き方の検討であることを伝えるなど工夫する。

（2）医学的状況や医療者側の要因

- 予後予測の困難さ：認知症，心不全や慢性呼吸器疾患など予後予測が難しい疾患
- 医療者やケア提供者のスキルの問題：予後や終末期の深刻な話題を取り上げることや，患者の価値観や感情を表出してもらうだけのコミュニケーションスキル不足や経験のなさとそれによる不安，ACPに対する関心の低さや知識不足，ACP実践の経験不足など
- 医療・介護システムの問題：ACP支援システムの未構築，病院・施設など組織的問題，関係職種の連携不足，ACPファシリテータなどの人材不足

ここで最も難しいのが，認知症や心不全など予後予測が難しい疾患のケースである。具体的なことについてはPART 2に譲るが，各疾患の医学的状況と患者の状況に応じて，今後の機能低下の段階を見定め，その段階がきたら何を行うべきかをあらかじめ検討しておく。その際に，「illness trajectory（疾患の軌跡）」（p.25）の考え方が参考になる。

医療者やケア提供者側の知識やスキル不足については各自が研鑽するしかないが，ACPがうまく機能するためには，個々の医療者やケア提供者の努力や良心に頼るだけでなく，組織的かつ自動的な仕組みづくりが重要である。

5 ｜ Step 4：代理意思決定者の選定

代理意思決定者の選定は，将来の具体的な治療や療養生活の意思決定よりも心理的負担が少ない[27]ので，具体的な治療や療養生活が予想できない，もしくは本人がイメージできない段階でも考えることが可能であり，早期から着手することができる。また，代理意思決定者に初期から話し合いの場に参加してもらうことで，患者の価値観を共有し，プロセスのなかで代理意思決定者としての役割を自覚していくことができる。

代理意思決定者の選定は，患者が元気である，もしくは病状が安定していて，意思決定能力がある時期に行うことが望ましい。患者の意思決定能力や状態に応じて検討してもらう。

代理意思決定者は患者の家族から選出されることが多いが，必ずしも家族が適切とは限らない。選定の際には，患者の価値観をよく知り，患者の意向に寄り添う気持ちのある人であることが重要である。そのため，「あなたのことを一番よく知っていて，あなたの価値観を大事にし，あなたならどういう選択をするのかを考えてくれる人は誰ですか」や，「ご家族のなかで，○○さんの価値観や人生観をよく知っていて，その価値観を大事にして，○○さんならどうするだろうということを考えられる人は誰ですか」といった質問を使って，適切な代理意思決定者を選定できることが望ましい。また，一人ではなく，複数人いてもよい。一人に責任が集中せず，相談しながら決められるという利点があるが，意見がまとまらない可能性もあるので，取りまとめ役を決めておいてもらい，意思疎通がスムーズになるように調整しておく。

決まったら，できる限り治療やケアの説明の場に同席してもらい，患者の価値観や意向を共有し，代理意思決定者としての役割を理解してもらう。

6 | Step 5：患者の好みや価値観の確認と意思形成・意思表明支援

このステップでは，患者の価値観や意向を確認しながら，患者の意思を明確にし，表現できるように支援する。最初に，治療や生活に関する患者の好みや希望，その背景にある価値観について探索し，ある程度見えてきたら，治療やケアの方向性を具体的にしていく。

(1) 患者の好みや希望とその背景にある価値観を確認する

- 患者の好みや大事していること：患者の好きなこと（嫌いなこと），居心地の良い状態（居心地の悪い状態），苦手なこと，大事にしていること，してほしいこと（してほしくないこと），やりたいこと（やりたくないこと）など
- 望む日常生活や人間関係：どこで，どんな状態で暮らしたいか，どんな人と一緒にいたいか
- 望む療養生活：どのような状態で過ごしたいか（どのような状態は嫌か），どんな生活がしたいか，どのような治療・ケアを受けたいか，患者が望む終末期や臨終場面のイメージなど
- 人生観，死生観：どのように生きたいか，どのようにあるべきか，大切にしていること，信念など

(2) 具体的な治療やケアの希望を確認し，方向性を定めていく

- 望む治療内容：どこまで治療を受けたいか，痛みや苦痛への対応など具体的な治療内容
- 最期を迎えたい場所や看取ってほしい人
- 延命にかかわる治療内容：心肺蘇生，人工呼吸器の装着，栄養補給法（胃瘻や経鼻チューブなど），点滴による水分補給，抗菌薬の強力な使用，その他積極的な治療の程度など

まず，患者の好みや希望から尋ねて，「どのような状態や生活を望むのか」を明らかにしていく。そして，どうしてそのような状態や生活を望むのかを尋ねて，その背景にある価値観を探索する。

たとえば，患者が「できる限り自然な状態で過ごしたい」と言った場合，「○○さんが考える自然な状態とはどんな状態ですか」と具体的なイメージを尋ね，患者が本当に望んでいる状態や回避したい状況を少しずつ明らかにしていく。患者が「余計なものが体についていないほうがいい」「点滴とか器械とかに囲まれて死ぬのは嫌だ，なんか縛られているみたいで窮屈だし，命に逆らって無理して生かされる感じがする」などと患者が具体的な状態を表現し始めたら，「医療機器に囲まれているのは窮屈な感じがするのですね」「○○さんは体に余計なものがついている状態が嫌なのですね」や「命に逆らって無理して生かされる感じがすることは嫌なのですね」と，患者が望んでいる状態，もしくは望んでい

ない状態を言葉にして確認する。

　こうしたやりとりを，具体的な治療やケアの希望の確認につなげていき，患者の意向をより具体的にしていく。前述の会話例でいえば，「命に逆らって無理して生かされる感じがすることは嫌だとおっしゃいましたが，どんな感じが命に逆らって無理して生かされている気がしますか？」「人生の最終段階では，どの程度の治療なら我慢しようと思いますか」などと具体的な内容に話を進めていく。

（3）患者の意思形成，意思表明への支援

　患者の好みや希望をできるだけ具体的に探索していき，ある程度まで形が見えてきたら，患者の希望する状態や治療・ケアの方向性を確認して，患者が「こうしてほしい」という意思を形成し表明できるように支援する。意思形成・意思表明を支援するときは，以下の点を心がける。

▶患者の理解に応じて情報提供の方法を工夫し，状況の理解を助ける

　意思形成には，患者が置かれた状況に関する適切な情報が欠かせない。必要な情報が提供されているか，説明方法は患者にわかりやすい言葉や文字，図を使うなど，患者の理解力に応じて工夫されているかが重要になる。

▶選択肢は，複数提示し，メリット/デメリットをわかりやすく伝える

　可能な限り，選択肢は複数提示し，重要なポイントや比較点などをわかりやすく説明して，患者が自分の希望に最も沿うものはどれかを検討できるようにする。

▶患者と医療者の医学的状況の認識にズレがないか確認する

　医療者がすべてを説明したつもりでいても，患者がすべてを理解できるとは限らない。理解しているという反応を示しても，実際には理解していない場合もあるので，患者の反応をよく見ながら，認識のズレがないか確認し，必要に応じて修正する。

▶患者の意思形成・意思表明を阻害する要因はないか確認し，必要に応じて対応する

　患者は周囲の様々な影響を受けながら意思決定を行う。医療者や家族に気をつかって，本音と違うことを言う場合もある。医療者も意図せずに患者に心理的圧迫を与えてしまうこともある。そのため，常に患者が意思を形成・表明しづらくしている要因（医療者などの態度，家族の様子，物理的環境など）はないかを意識し，必要に応じて改善を図る。

▶患者の意思に迷いがある，本人の価値観や好みと整合性がとれない場合は，ACPの プロセスをやり直す

　患者が表明した意思に迷いが感じられる，本人の価値観や好みに合わないと思われるときは，もう一度ACPのプロセスを遡り，本人の望む状態を確認していく。意思表明されていることが重要なのではなく，表明された意思が可能な限り本人の望むことと一致していることが重要である。

▶時間的変化を考慮する

　いったん表明された意思でも，時間の経過や状況の変化によって変化する。最初に示された意思表示に縛られることなく，状況に応じて意思確認を行う。また重要な意思決定に関しては，可能な限り時間を空けて再度確認することが望ましい。

▶意思決定支援は複数人で行う

　一人に負担が偏ることがないように，また患者の意思を正しく認識し，様々な方面から支えるためにも，意思決定支援は可能な限り複数人でチームを組み，患者の意思を確認していくことが望ましい。

（4）患者の好みや意向を記録し，意思決定支援者で共有する

　患者の価値観や意向がある程度明確になってきたら，記録しておく。これは確認や振り返りのためだけでなく，情報の共有という意味でも重要である。医療機関であれば，カルテや医療情報提供書などに，介護施設であれば，ケアプランや利用者情報のなかにACPに関する項目を加えておくことができる。さらに患者や家族も思いついたら確認や修正ができるように，事前指示書やエンディングノートなどを活用するとよい。そのため，ACPの開始時に，事前指示書やエンディングノートを持っているか確認しておく。きちんとした事前指示書を用意している人は少ないが，市販のエンディングノートや，医療機関や施設などで配布されている無料の事前指示書やエンディングノートを持っている人も増えてきている。患者が持っている場合は，代理意思決定者と共有しておくようにアドバイスする。自宅で保管する場合は，いざというときにどこにあるかわからないということがないように，保管場所を代理意思決定者と共有しておく。また，これらは一度書いたら終わりではなく，定期的に振り返り，必要に応じて変更してもよいことを患者と家族に伝えておく。

7 ｜ Step 6：合意形成とゴール設定

　今までのStepを踏まえて，ACPについての合意形成とケアのゴールを設定する。

（1）ACPの合意形成

▶倫理的問題や法的懸念に対応する

　合意形成に際して倫理的問題がある場合は，問題を特定し対応策を立てる。法的懸念がある場合は，倫理委員会や専門家にコンサルテーションし，懸念を払拭しておく。患者が望んでいることが倫理的に問題となる場合や，家族関係の不和などから本人の意向が優先されない場合，婚姻や戸籍の関係で代理意思決定者を決められない場合（内縁関係にある人を代理意思決定者にしたいが，他の家族が認めない場合など）など，現場では代理意思決定をめぐる問題（特に法的な問題）が実際に起こり得る。現実には難しいかもしれないが，必要なときに相談できるような人材やシステム，倫理判断支援チームなどを組織内に準備しておくことが望ましい。

（2）ケア（治療，療養）のゴール設定

▶患者の価値観や意向を基本に，医学的最善とすり合わせながらゴールを設定する

　ゴール設定では，個々の処置について「やるか，やらないか」を決める以前に，患者の価値観に基づいて「どのような状態を望むか（望まないか）」という点からゴールを考える。個々の処置（薬剤の使用や検査など）はゴール設定に必要であるが，これだけから考えて処置を積み重ねていくと，患者が望まない延命治療になる可能性がある。生命維持の

ための治療を延命治療ととらえるのかは，患者・家族の価値観によって変わる。そのため，ACPのゴール設定は基本的にケアという視点が重要である。ケアは治療手段がなくなった後でも，患者の望む状態のために継続していくからである。

▶様々なゴールがあり，治療の程度や療養生活の内容に個別性がある

CMO（緩和優先医療）*を希望する患者の場合，同じ処置でも考え方が異なってくる。たとえば，苦痛となる処置は行わないとしても，胸水などで呼吸困難が生じている場合は胸水ドレナージを行うなどの苦痛緩和を図ったほうがよい場合もある。そのため，処置に先立って，「どのような状態を望むのか」を考えてゴールを設定し，それに基づいて処置などを選択していく。

▶パーソナルゴールにも配慮する

治療や療養生活のゴール以外にも，個人にとって重要な意味をもつパーソナルゴール（子どもや孫の成人や結婚式，ある仕事の達成，趣味の完成など）があることに留意する。特に治療の選択肢がなくなったとき，患者を支えるのはこうしたパーソナルゴールであることが多い。

▶期間限定治療もしくはtrial therapy（therapeutic trial of a treatment*）という
　考え方

trial therapy（therapeutic trial of a treatment）とは，治療の効果に不確かさがある場合は，治療を開始してみて，治療の効果があるかを確認し，効果をもたらさないことが明確になったらその治療を終了するという考え方である。医療現場ではしばしば，患者の状態が悪化して，治療をすることで何らかの回復や改善が望めるかどうか不確かであるが，その治療をしなければ生命維持が難しいということがある。延命治療を忌避する風潮から，こうした場面では，延命治療になることを苦慮して，心情的に治療を差し控えるほうに傾きがちになるとされている。しかし，治療を差し控えることが患者の回復や苦痛緩和の可能性を生かさないことになり，患者と家族も可能性を否定されていると感じる場合もあること，治療を開始することで得られる患者の情報もあることなどから，とりあえず治療を開始して，患者に利益をもたらさないことが明らかになったら，その治療を終了し，他の治療に移行，もしくは同時並行で行っているベストサポーティブケアなどに焦点化するというもの[28]である。実際には，治療差し控えよりも，とりあえず生命維持のために治療を開始し，最終的にその治療が延命治療になってしまうのではないかと悩む医療者や家族が多いのが現状と思われるので，すべての事例で有効であるかどうかはわからないが，患者の状況に応じて，この考え方を踏まえてゴール設定を行うことも一つの手である。吉野ら[3]も，time-limited treatmentという言葉で，予後が不確実で予測がつかないときには，医学的妥当性について本人・家族に説明し，同意が得られれば期間限定での治療を検討すると述べている。いずれにしても患者の意向や希望を一番の基本として，治療

---

* CMO（comfort measures only：緩和優先医療）：終末期に苦痛となる処置を希望していないが，苦痛緩和に役立つ処置は行うこと。
* therapeutic trial of a treatment：治療の効果に不確かさがある場合は，治療を開始してみて，治療の効果を確認し，効果のないことが明確になったらその治療を終了するという考え方。

がどの程度本人に侵襲をもたらすかを検討しつつ，患者・家族と十分に話し合ってゴールを設定する。

▶**ゴールが達成困難となった場合の対応**

当初のゴールが達成困難となった場合は，現実可能なゴールを再設定すると同時に，心理面のフォローアップが大切になる。希望していたことがかなわないという現実は，患者・家族に深い落胆をもたらすので，フォローアップを必ず行う。

▶**療養が長期にわたる場合**

療養が長期間にわたることが予測される場合は，長期的ゴール（数年後にどのような状態でいたいのか），短期的ゴール（長期的ゴールを実現するために病期の段階に応じて患者がどんな状態でいたいのか，そのために行うことなど）を患者と共に話し合う。

8 | Step 7：患者の意向を反映させた医療・ケア計画の立案，実施

Step 6を受けて患者の意向を具体的な治療やケア，介護サービスに反映させた計画を立案し，実施する。

(1) 患者の意向を反映させた医療・ケア計画の立案

特に，治療よりもケアの幅が大きくなる高齢者や終末期患者の場合，毎日の日常生活における安楽や満足が重要となる。本人が望む生活をできる限り実現できるように患者の意向を中心に置いて計画を立てる。もし患者にとって重要な意味をもつ習慣がある場合は，実現できるように計画する。たとえば，患者がいつも午後3時にお茶を飲む習慣があり，それが一日の楽しみになっている場合，その時間を一日の予定に組み入れるなど，本人のそれまでの習慣や，やってほしいことを実現できるようにする。また，ゴール設定と同様に，具体的な治療やケアの意向だけでなく，患者にとって重要な意味をもつパーソナルゴールの実現のための対応を計画に盛り込む。

(2) 医療・ケア計画の実施

患者の意向が日常生活や社会生活のなかで生かされるように，多職種で協働し，利用可能な社会資源などを活用する

9 | Step 8：ACPの評価とアップデート（修正，更新）

ACP実施後にやるべきことは，その評価とアップデート（修正，更新）である。患者の病状や周囲の状況に変化があったときと定期的にACPの評価とアップデートを行う。

(1) 病状や状況の変化に応じたACPの評価とアップデート

患者の意向や取り巻く状況は，ライフイベントや心身の状態によって変化するため，タイミングに合わせて話し合い，見直す。タイミングとしては，以下の場合がある。

- 患者の病気の進行や心身の機能低下に伴い，医療・介護依存度が増加したとき
- 時間経過に伴い，患者の心境や意向が変化してきたとき（病気の進行に伴い，今まで受け入れられなかった治療を受け入れるようになるなど）
- 抗がん剤治療などの積極的治療の選択肢がなくなったときや透析導入など，新たな治

療が始まったとき，治療方針や内容が変更になったとき

●家族の心境や意向の変化，様々な事情による介護力の低下やキーパーソンの変更，新たなキーパーソンの参与など，家族の心境や介護状況が変わったとき

●在宅移行や施設入所など，療養場所の変更に伴う医療者やケア提供者の変更，主治医の交代，療養環境の変更

これ以外にも，表2-1「When：いつ行うのか」（p.15）も参照のこと。

(2) 定期的なACPの評価とアップデート

変化のあったときだけでなく，病状や状況が安定しているときでも，現在の患者の状態に合っているか，もっと良くなる部分はないかなど，定期的にACPを評価し，今までどおりの内容でよいか見直し，必要に応じて修正する。

見直すことでACPが現時点での患者に応じたものであるか確認することができ，些細な不具合や新たに加えるともっと良くなる部分なども見出せる。定期的にACPがうまく機能していることが確認できると，患者・家族だけでなく，意思決定支援者にとってもプラスのフィードバックになる。

患者の状況に応じて，ACP開始時に一定の評価時期を決めておくとよい（誕生日，半年ごと，1年ごとなど）。

（1），（2）のどちらも，評価時に進捗具合を確認・共有し，必ず記載しておく。また，患者・家族にも，決定した内容は，いつでも変更できることを伝えておく。

10 | Step 9：ACP終了後の家族へのケア

患者が亡くなるなどでACPが終了した場合，その後の家族へのケアも忘れてはいけない。ACPが様々な事情でうまくいかなかった場合や患者の意向に沿えないまま終了した場合，患者の意向がわからないまま家族が代理意思決定を行った場合などは，「これで本当によかったのだろうか」などの後悔や不安，悲しみの感情を抱く可能性が高い。また，生死がかかわるような代理意思決定は重責であり，代理意思決定者は様々な心の負担や疲労を抱えやすく，ACP終了後の後悔も大きい。

まずは患者と家族のACPへの取り組みをねぎらうこと，傾聴に努め，後悔や悲しみを忌憚なく吐露してもらうこと，プロセスのなかでのプラスの部分に目を向けることなどのフォローが必要になる。グリーフケアと併せて行っていくとよい。

11 | Step 10：最終的なACPの評価

最後に，最終的なACPの評価と振り返り，課題抽出，対応策の検討を行い，次のACP支援に生かしていく。

具体的な評価内容としては，患者に合うACPの内容であったか，患者の意向を実現できたか，ACPが効果的に機能したか，問題点とその原因，患者と家族の満足度，意思決定支援者の対応と連携はどうだったかなどがあげられる。

評価後の対応としては，今後の課題抽出と対応策の検討，共有，記録による経験や知識

の蓄積などがある。また，意思決定支援者同士のケアとして，プラスのフィードバックや気持ちを吐き出せる場づくり，カウンセリングなどのフォローアップなどを行う。医療者やケア提供者などの意思決定支援者も，ACP終了に伴いバーンアウトなど様々な心理的葛藤を抱える可能性があり，ケアを必要とする場合がある。お互いにフォローし合う機会や場を設定するとよい。

また，意思決定支援者の評価においても，かかわりのなかのプラスの部分をきちんと評価する。家族でなくても，患者の人生の終末にかかわるということは，決してたやすいことではなく，後悔や悲しみが残るものである。自分たちのACPの取り組みについて，努力を認めて評価し，次につなげていくことが重要である。

4　Where：どこで行うのか（表2-5）

ACPは，行われる場所によって患者と家族の状況が異なり，意思決定支援者も異なってくる。ACPを行う場所として，特に医療機関，介護施設，在宅・地域の現場からACPの特徴について考えていく。

1 ｜ 医療機関（病棟，外来など）

医療機関におけるACPの特徴は，患者の病状が急性期か慢性期かによって異なる。

（1）急性期におけるACPの特徴

急性期におけるACPでは，意思決定がほかのステージとは異なり，どの治療や処置を希望する（希望しない）ということを具体的にかつ短期間で決断しなければならない。また，患者自身に意思決定能力がない，もしくはあっても病状の変化によって余裕がない場合が多いという特徴がある。

①急変時や救急などで予断を許さない場合

最もシビアなタイミングは，救急外来搬送時や急変時である。この場合，生死を左右する状態で，かつ本人に意思決定能力がないことが多く，代理意思決定者が生死にかかわる意思決定を行うことになる。さらに病状が予断を許さないため，医学的最善を優先したゴール設定にならざるを得ない。また，病状の変化が激しいため，それに応じてゴール設定を変えなければならないうえ，結果としてゴール達成が難しいこと（治療の甲斐がなく死亡もしくは回復不能になるなど）も多い。これは家族や医療者にとっても非常に心理的負担が大きい。

この時期の意思決定は，数時間，場合によっては数分で行わなければならないため，代理意思決定者にとって熟慮する時間がない。そのため，患者が回復不可能となった場合，家族は後悔に苛まれることになる。代理意思決定の重責を理解し，医療者の焦りから意思決定を迫るような態度は控えることと，心理面のフォローアップが非常に重要である。

この場面では，治療と並行しながら，家族に本人の意向や事前指示の有無を確認し，ある場合はそれに基づいて，ない場合は医学的最善と合わせて「もし本人に意識があれば何

表2-5 Where：どこで行うのか

場所		特徴	ポイント
医療機関	急性期 — 急変時や救急などで予断を許さない場合	●具体的な治療内容を短時間で決断しなければならない（数時間あるいは数分） ●患者に意思決定能力がないことが多い ●意思決定の内容が生死にかかわる ●病状の変化が激しいため，ゴール設定が変化しやすい ●ゴール設定が救命などの医学的最善に偏らざるを得ない ●代理意思決定者や医療者にとって心理的負担が大きい	●事前指示の有無を確認する ●家族に患者の希望を確認する ●医学的最善とともに「本人だったら何を望むか」を考えてもらい，ケアのゴール設定を家族と共有する ●治療の効果に不確かさがある場合は，therapeutic trial of a treatment の考え方を参考にして共に話し合う ●代理意思決定者の重責を理解し心理面のフォローアップを行う
	急変リスクが高いが，まだ病状に余裕のある場合	●患者にとって病状悪化や死が現実味を帯びて，ACP がつらい現実とセットになる ●治療の選択を短期間で具体的に決断しなければならない（数日あるいは数時間） ●医師の提示した医学的最善に従う選択肢をとらざるを得ない	●病状の悪化に備えて治療の程度の希望を確認する ●個々の処置内容を確認する前にゴール設定を共有する ●DNAR を希望する場合，患者の本当の希望かを，医学的妥当性や DNAR 以外の選択肢の説明とともに確認する
	慢性期	●闘病が長期間にわたるため，ゴールが見えづらい ●悪化の可能性に不安を抱えて生活しなければならない ●日常生活に制限があり，ストレスを抱えやすい ●現実味が乏しいため医学的最善に取り組めず，後の選択肢を狭めてしまう ●病気の進行に伴い，患者の意向に経時的変化が起こる ●重要な意思決定を何度もしなければならない ●患者の意向と医学的最善が食い違う	●時間割引率の考え方をもとにゴールを考える ●病状の変化を説明し，各段階でどういう状態を保ちたいのか，患者ができることは何かを共に考える ●長期的ゴールと短期的ゴールを共に話し合う ●短期的ゴールでは病状や生活を維持できていることを評価し，プラスのフィードバックを行う ●医学的最善と妥協点を考えて達成の難易度のハードルを下げる ●最も大切にしたいことは患者の望む状態の実現であることを伝え，共有する
介護施設		●施設での看取り介護が増加し，ACP が重要になっている ●認知症者が多く，代理意思決定者の決断が必要となる ●医療的処置に限界がある，集団生活のケアであることなどから利用者の意向に沿いきれない ●医師や看護師が不在の時間帯があり，介護職者が医学的判断に迷い，利用者の意向に沿えない結果になることがある ●生活援助が主体であるため，利用者の人生における満足や安楽につながりやすい ●介護職者が生活援助から把握している患者の意向と，家族の意向が合わず，両者の板挟みになりやすい	●認知症者の意思決定支援として，コミュニケーション方法の工夫，人的・物的環境の準備，時間的要因への配慮，家族からの情報収集，日々の援助から希望や意向を把握する努力などを地道に行っていく ●代理意思決定者と共に，利用者が本来望むことを考える ●代理意思決定者をフォローアップする ●日常生活援助は利用者の望む ACP 実現のための具体的行動であるため，日々の援助内容に ACP を反映させる ●ケアプランを立案するケアマネジャーやフロア責任者が ACP をファシリテートしていく ●多職種協働により多面的に利用者の希望や意向を検討し，援助内容に生かす
在宅，地域		●日常生活援助が中心となるため，経済状況や生活事情なども加味して ACP を考えていかなければならない ●病気の進行に伴う ACP のタイミングをつかまえるのが難しい ●病気の進行に伴う療養先の変更や治療についての決断が必要になる ●家族の身体的・心理的負担が大きい ●独居高齢者の場合，意思決定能力の問題や代理意思決定者の選定，日常生活上の手続きや手配などの問題がある	●日常生活をサポートする多職種が連携して支援する ●家族と多職種が連携して，ACP の内容の変更のタイミングを逃さない ●在宅ケアと医療機関におけるケアのメリットとデメリットを明確にし，患者・家族の望む状態に近いものを選択できるように支援する ●社会資源を活用し，家族の介護負担の軽減に努める ●家族の思いを傾聴する時間をつくり，努力に対するねぎらいやプラスのフィードバックを返していく ●独居高齢者は，行政を含めた多職種で連携し，ACP のタイミングを逃さない ●成年後見制度など様々なリソースを導入して連絡・相談先を明確にしておく ●それぞれの役割や立場を生かし，地域全体で意思決定を支援する

を望むか」という視点で考えてもらい，ゴールを設定する。予後不良で最初に設定したゴールが達成困難になったときは，ケアの視点でのゴールを再設定する。たとえ治療の選択肢がなくなっても，最期まで本人の望む状態，安楽な状態を実現するというケアの視点でのゴールは継続されなければならない。

さらに，治療による効果や回復が不確かで，治療するか差し控えるかで迷う場合は，「therapeutic trial of a treatment」の考え方（p.45参照）を用いて，治療の是非を検討してみることも一案である。その際，治療にあたる医師だけでなく，医療チームで検討し，患者・家族と共に考える。治療した結果，その効果が得られないことがわかった場合，家族は様々な葛藤を抱える可能性もあるため，「やるだけやった」というねぎらいや心理面のフォローアップはもちろんのこと，安楽なケアに注力し，最後まで擁護されているという気持ちをもってもらうことが非常に重要である。

②急変リスクが高いが，まだ病状に余裕のある場合

この場合は，患者にとって漠然としていた病状の悪化や死が現実味を帯びるので，具体的なことを話し合うチャンスにもなる。しかし，本人にとって病状に対する不安が強い時期でもあり，話し合うこと自体，心理的負担が大きい。また，緊急時ほどではないが，治療の選択を数時間や数日という短期間で具体的に決断しなければならない。医療者は，病状の悪化に備えてどこまで治療するのかなど具体的な内容を患者と話し合い，ゴールを設定していく必要がある。この場合も，個々の処置などを決める前に，まず医学的最善と患者の望む状態という双方からゴールを設定し，患者や代理意思決定者と共有する。

なお，すぐに死亡することが予想されない患者で，DNAR（do not attempt resuscitation：蘇生処置拒否）(p.3参照）を希望する場合，医学的妥当性を十分に理解していない場合がある。そのような場合は，なぜそう希望するに至ったかの理由，患者の医学的状況の理解，価値観を把握し[3]，医学的妥当性やDNAR以外の選択肢を説明したうえで，それが患者の本当の希望かを確認する。

(2) 慢性期におけるACPの特徴

慢性期では，闘病が長期間にわたるためゴールが見えづらい，悪化の可能性に不安を抱えながら生活しなければならない，日常生活に制限がありストレスを抱えやすいなどの特徴がある。ここに該当する疾患は，慢性進行性疾患である心不全，慢性腎臓病，COPD，神経難病などである。また，コントロールできなければ徐々に進行し将来重篤な合併症をもたらす糖尿病なども，ACPの視点が役立つかもしれない。糖尿病は，それ自体が死に直結するものではないが，コントロールできなければ将来にわたって様々な悪影響を及ぼし，本来望んでいた生活を脅かす可能性があるため，病気の進行状況に応じてACPの視点から長期的な療養生活を考えることが望ましい。

①慢性進行性疾患におけるACPの課題

これらの疾患の場合，将来の状態に備えて，適切な受診行動や服薬，悪化したときのことを考えて準備・計画しておくなどの行動が必要となるが，長期間にわたるが故に，なかなか難しい。そのため，以下の特徴がある。

● 現実味が乏しいため医学的最善に取り組めず，後の選択肢を狭めてしまう（必要な食事制限や受診行動をとれず悪化を招くなど）
● 病気の進行に伴い，患者の意向に経時的変化が起こる（当初は希望しなかった治療を病状の悪化とともに受け入れる，当初熱心に取り組んでいた治療に対する意欲が低下

するなど）

- ●重要な意思決定を何度もしなければならない（病気が進行するたびに積極的治療の程度や今後の生活について決断しなければならないなど）
- ●患者の意向と医学的最善が食い違う（患者の望む生活と医学的最善が異なり，治療を受け入れられないなど）

②時間割引率*の考え方とゴール設定

ここでもやはりゴール設定をどうするかが鍵になる。慢性期のゴール設定で参考になる考え方として，時間割引率[29]がある。将来に自分の望む良い状態を実現するには時間割引率を低くして，将来に向けて今できること（治療を受ける，食事制限や運動を行うなど）を実行する必要がある。しかし，慢性期は闘病が長期間にわたる疾患が多いため，継続的な制限や調整はストレスとなり，どうしても目先の利益に気持ちが行きがちになる。目先の選択肢におけるメリットとデメリットではなく，長期的ゴールを設定し，短期的な選択の意味を考えて意思決定していくことが重要[30]である。

③長期的なゴールと短期的なゴールの設定

ゴール設定では，長期的ゴールだけでなく，患者が達成可能な短期的ゴールも設定する。

まず，医学的状況に基づいて今後の病状の変化（病期の段階）を説明し，数年後にどのような状態でいたいのかという希望（長期的ゴール）を考えてもらい，次に数年後の希望の実現に向けて段階ごとに患者がどうなっていたいか（短期的ゴール）を患者と共に話し合う。病期の進行に応じて，各段階ではどういう状態を保ちたいのか，そのために患者ができることは何かを一緒に考える。このように，長期的ゴール，短期的ゴールを設定し，将来の望む状態から今後の計画を考えていく。短期的ゴールでは，病状や生活を維持できていることを評価し，プラスのフィードバックを行っていくことが重要である。

慢性進行性疾患は闘病が長期間にわたるため，頑張りすぎると，燃え尽き症候群に陥りやすい。医学的最善との妥協点を見つけ出していかなければならない場合もある。患者が望む状態を実現するために，患者に努力してもらう部分と医療者側が妥協できる部分を探りながら，達成の難易度のハードルを下げて取り組んでいく。

2 ｜ 介護施設（介護老人福祉施設，介護老人保健施設，グループホームなど）

（1）介護施設におけるACPの特徴

介護施設においては，看取り介護が増えており，ACPが非常に重要になってきている。特徴として，認知症患者の意思決定支援がほとんどを占め，最終的には代理意思決定者の決断が必要になること，医療的処置に限界があること，また集団生活のケアのため患者の

---

* 時間割引率（時間選好率）：将来得られる利益よりも現在得られる利得を好み，将来得られる利益をどれくらい割り引くかを示すものである[29]。たとえば，肥満で時間割引率が高い人は，将来の生活習慣病予防やスリムな体型よりも，現在のハイカロリーな食事による満足を選びがちで，結果として将来，BMI（body mass index）や肥満度が高くなる。時間割引率は，将来を見据えて，将来の自分にとってマイナスになることとプラスになることをどう選択していくのかによって変わってくる。将来の自分にとってマイナスになるにもかかわらず，現在の楽しみや快楽を優先する考え方は時間割引率が高いということになる（将来のリスクを割引で考えてしまい，現時点での楽しみや楽なことを優先するため）。時間割引率が高いと，短期的には快楽となるが，中・長期的には様々な悪影響が起きやすい。逆に，時間割引率が低い人は，将来のリスクに備えて目先の快楽を控えることができる。将来に比べて現在のことをどの程度重視しているかという「せっかちさ」を示すパラメータとなる。

意向に沿いきれないことなどがあげられる。

①認知症患者の意思決定支援

介護施設では，入所者の多くが認知症を抱えており，意思決定支援が難しいという問題がある。認知症患者の希望や意向をくみ取っていくためには，以下の点に留意する（認知症患者の具体的な意思決定支援については，PART 2「7　認知症ケア領域」参照）。

▶個々の患者に応じてコミュニケーション方法を工夫する（相手が理解できる説明方法やツールの使用）

▶患者が意思表明しやすい人的・物的環境を準備する（入所者同士の人間関係に配慮する，患者が心を許しているスタッフに話を聞いてもらう，騒々しい，慌ただしい環境は避け，落ち着いた環境で話をするなど）

▶時間的要因に配慮する（疲れが出やすい時間帯は避ける，意思表明を焦らせない，意向の時間的変化に留意し定期的に意思を確認していく）

▶家族から情報収集し，患者の意向の把握に努める

▶日々の生活援助で触れる患者の言動から，その奥にある本音を丁寧にくみ取る

また，最終的な意思決定は代理意思決定者が行うことになるが，家庭の事情から代理意思決定者の価値観や意向が優先される場合も多い。これは仕方がないところもあるが，常に患者の価値観や意向を振り返るよう働きかけ，患者が安楽な状態となるゴール設定を目指す。同時に，代理意思決定者をはじめとする家族の負担に配慮し，苦労をねぎらう，思いを傾聴する，選択肢となる社会資源の情報を提供するなどのフォローアップが大切である。

②生活援助をとおしたACPの実施

患者が介護施設で過ごすことを希望しても，医療的処置に対応できない場合（経口摂取困難で経鼻・経管栄養が必要な人，酸素療法や人工透析，インスリン注射の必要な人，尿道カテーテルなどの管理が必要な人，常時吸引を必要とする人，感染症がある人など）は，受け入れ困難であることが多く，入所を断られることや退所となるケースもある。入所者の大半はADL低下を抱えており，日常生活動作に介助を要するため，ケアに時間とマンパワーが必要である。また，看取りには医学的判断や医療的ケアが必要となるが，施設によっては，医師のほとんどが非常勤雇用のため，限られた診療時間で対象者の価値観や意向までは把握しきれないことが多く，また夜間に看護師が常在しているとは限らないので，介護スタッフが夜間の急変時の対応（医療機関へ搬送するか，家族をどのタイミングで呼ぶかなど）に苦慮し，結果として本人の意向に沿えないこともある。このような状況下で，どうやってACPを生かしていくか，誰がACPのイニシアチブをとって進めていくのか，というのが介護現場の課題である。それを踏まえたACPのポイントは，日常生活援助にACPを取り入れることである。最もその人らしさが現れるのが日常生活であり，介護職者は，日常生活援助をとおして本人を最も理解できる立場にいる。日常生活援助に本人の意向を活かすことがACPの実践そのものになる。その利点を生かして，日々の援助計画にACPを取り入れていく。特に高齢者の場合，生活が安楽で居心地がよいこ

とが大切になるので，可能な限り本人のやってほしいこと，これまで大事にしてきた習慣などを積極的に取り入れて，本人の意向を生かすことが重要である。

3 | 在宅，地域

(1) 在宅，地域におけるACPの特徴

　在宅，地域（訪問診療，訪問看護，訪問介護，地域包括支援センター，その他生活にかかわる窓口など）におけるACPでは，患者にかかわる様々な人が意思決定支援者になるため，意思決定支援者同士のシームレスな連携が重要になる。そのほか，多職種の連携によって患者にとっての最適なACPのタイミングをとらえていくことや，介護負担を抱える家族へのフォローアップ，独居高齢者への支援などがあげられる。

　在宅や地域では，療養を含めた日常生活への支援が中心となるため，以下のような問題がある。

- 経済状況や生活事情なども加味してACPを考えていかなければならない
- 医療者が常にそばにいるわけではないので，病気の進行に伴うACPのタイミングをつかまえるのが難しい
- 病気の進行に伴う療養先（自宅，病院，施設）の変更や，どこまで治療するか（しないか）などの決断が必要になる
- 介護している家族の身体的・心理的負担が大きい
- 独居高齢者の場合，意思決定能力の問題や代理意思決定者の選定，日常生活上の手続きや手配などの問題がある

　以上のように，患者の意向を実現するうえで，医学的状況だけでなく，経済・生活状況なども合わせた幅広い要因が関連してくるため，医療者，介護・福祉職者，行政に携わる人が連携して支援する必要がある。日頃から情報を共有し連携を図っていく。

(2) 在宅で家族が介護している場合

　家族は介護負担だけでなく，様々な意思決定の責任を担わなければならないので，家族のフォローアップが重要であることはいうまでもない。社会資源を活用し，できる限り介護負担を軽減していくとともに，家族の悩みや思いを傾聴する時間をつくり，努力に対するねぎらいやプラスのフィードバックを伝え，介護へのモチベーションが維持できるように働きかけていく。患者が亡くなった後は，代理意思決定などによる後悔が大きくならないように可能な限りグリーフケアを行う。

　また，常に医療者がそばにいるわけではないので，病気の進行に伴う意向の確認やACPの変更のタイミングをとらえるのが難しい。タイミングを的確にとらえるために，家族とケアに携わる多職種が密に連絡をとり，タイミングを計っていく必要がある。さらに，病気の進行に伴ってどこまで在宅でみるか，病院や施設に入るのか，どこまでの治療をするのか（しないのか）などの決断が必要になってくる。患者や家族と今後の病気の経過を共有し，それに応じて長期的ゴールと短期的ゴールに分けてゴールを設定する。

(3) 独居高齢者の場合

①独居高齢者のACPの特徴

　最も悩むのが，独居高齢者の意思決定支援であろう。鶴若ら[31]によると，独居高齢者の特徴として「自立した生活を続けたい」という思いと，「自宅で暮らしたい」という明確な意思があり，「自分ですべてを決めなくてはいけないというつらさ」を抱えていることをあげ，独居高齢者を取り巻く状況として，独居は点の支援になりやすく，すべての既往歴がわからない，過去の生活情報が少ない，死後の整理をする人が決まっていない，在宅療養を阻む独居高齢者を取り巻く人間関係を見極める必要があるとしている。そのため，高齢者の自立して暮らしたいという思いを支え，独居による様々な人間関係，情報やサービスの不足を補うようなかかわりが求められる。また，本人の身体機能や判断能力が低下した場合，代理意思決定者をどうするか，日常生活上の手続きや手配をどうするか，限られたリソースのなかでできる限り本人の望む生活を実現するために考えなければならないことが多々ある。

②独居高齢者のACP支援の課題

　独居高齢者の場合，近親者による情報が得にくいため，ACPのタイミングがつかみづらい。鶴若ら[31]は，独居高齢者に特有のACPのタイミングとして，在宅から医療機関への移行期，生活や治療に変化があるとき，余命に直結する治療の継続または終了を選ぶとき，終末期などのタイミングに加え，今後の暮らし方を改めて確認する必要を感じたとき，死に向けての個人的準備が必要になるとき，本人が自分の心身状況を理解しておらず服薬できていないとき，訪問ごと（毎回訪問するときがタイミングになる）をあげている。このように，独居高齢者の場合，日常生活のなかでタイミングを見つけていく必要があるため，在宅医療に携わる医師や歯科医師，訪問看護師，訪問介護員やケアマネジャーなどのかかわりと連携が重要になってくる。また，将来の意思決定能力の低下に備えて，代理意思決定者の選定や後見人の導入，権利擁護センターの利用などにより，財産管理や契約，様々な社会資源の管理などの相談先をつくっておく必要がある。

(4) 地域におけるACP支援

　地域という視点で考えると，日常生活では，医療や介護以外にも細かな日常生活上の意思決定が多く存在し，そこには様々な人間がかかわる。たとえば，様々な契約の相手，買い物をするときの店員，金融機関や役所などの窓口対応者，消費者コールセンターの対応者などである。これらの人の態度や対応が，多少なりとも意思決定に影響を与える。

　超高齢社会の今後を考えると，地域全体が意思決定支援者となって機能していく必要がある。そして誰でもなろうと思えば自分の立場を生かした意思決定支援者になれる。直接，意思決定支援チームに携わっていない人でもそれは可能である。たとえば，調剤薬局の薬剤師であれば，お薬手帳に患者の意向欄をつくり，対面で得られた情報を記載しておくことができる。診療所の受付対応者は，初診時の問診票に患者の悩み事や意向についての情報を記載し，定期的に確認して更新することができ，診療情報提供書や看護情報提供書に患者の意向を記載する欄をつくれば，転院や在宅移行時の情報伝達になる。ケアマネ

ジャーであれば，利用者や家族と定期的に意向や将来に対する気持ちなど語る機会をケアプランに加えることができる。地域包括支援センターの職員であれば，利用者や地域住民向けのACPセミナーを定期的に開催し，今までの人生について振り返り自分の価値観を表明するような機会や家族で話す機会を用意することができる。

　医療や介護以外の日常生活にかかわる様々な意思決定をサポートする人材として，従来からある成年後見人や専門職後見人*，市民後見人*なども重要な意思決定支援者であり，専門的知識を必要とする法的側面の部分で意思決定支援チームを支えてくれる。在宅，地域におけるACP，特に独居高齢者のACPでは，こうした多種多様な人が連携し意思決定支援チームをつくっていくことが成功の鍵となる。

5 ▸ What：何を考えておくか

　現在，多くの事前指示書やエンディングノートが作成されており，内容も財産管理や葬儀，墓の手配などから医療的処置まで様々である。どこまでを範囲にするべきなのかは非常に難しいところで，特に医療的処置は個人の状況に応じて異なるため，細かく決めておいても実際にそのとおりにできないことも多い。

　そのため，ここではACPを考えておくべき基本的内容を，「患者の価値観を探索し，今後の生活に望むことや望む状態をイメージする」「終末期に望む医療や状態について考える」という2つに焦点を当てて考えていく。これらを考えるときに，PART4 Section4の「私の人生ノート」を活用する。「私の人生ノート」では，本人の基本的情報や本人の好みや大事にしたいこと，これまでの人生の歩み，受けている治療や薬，介護，財産などの生活管理，終末期医療に対する希望など，本人の価値観と生活に関する項目を含んでいる。事例を使って記入方法を説明しているので，ぜひ参考にしてほしい。

　まず，患者が今後の生活において何を望むのかをベースにする。そこに患者の心身の状態と生活環境を加味し，今後予測されるおおよその病状の変化を目安にして，その経過地点ごとにどのような状態でいたいのかを話し合っていく。療養が長期間にわたる場合，将来が予測困難なことも多く，そこにたどり着いてみないと状況がどうなっているかわからないので，最初はまず大まかなものから始め，その後の変化に応じて内容を考えていく。患者の意思がある程度明確になったら，診療録や看護・介護記録，多職種カンファレンスの議事録，ICT（information and communication technology：情報通信技術）ツールなどで情報を共有し，可能であれば事前指示書などを利用して記録として残しておく。近年では，多職種でACPを共有するための様々なICTツールが開発されているので，活用されたい。

---

* 専門職後見人：司法書士や弁護士，社会福祉士などの専門家が後見人になること。
* 市民後見人：司法書士や弁護士などの資格はもたないものの社会貢献への意欲や倫理観が高い一般市民で，成年後見に関する一定の知識や態度を身につけた人が後見人になること。

　「価値観は何ですか？」と聞かれても，漠然としており，明確には答えにくいものである。価値観を問うと曖昧で抽象的になるため，その人の好きなこと（居心地の良いこと），嫌いなこと（居心地が悪いこと），大切にしたいことなどに着目し，自分の好みや大事にしていることを振り返る作業をとおして，自分の望んでいる状態を考えていく。

　「私の人生ノート」では，「私のこと」「私の好み」などが，患者の価値観や今後の生活に望むことを考える内容になっているので，PART4を参照されたい。それ以外にも，本人の価値観や希望を探索するためのツールとして，「私の（　）年後」，「私の理想的な臨終場面」を紹介する。これらは，患者が自分の人生を振り返り，将来に望む自分の生活や状態をイメージするものである。望む状態をイメージするときのポイントは，現実ではなく，「理想」をイメージすることである。理想には，「こうであったらいい」「こうありたい」という本人の価値観に基づく願望が反映されるので，まずは「理想」から想像してもらう。本人が想像するのが難しい場合は，「現実はともあれ，○○ではどんな状態がいいと思いますか？」「○○のときはどんなふうになっていたいですか？」などの質問で，本人の望んでいる状態を探索していく。ある程度答えが見えてきたら，「どうしてそういう状態がいいと思いましたか」などと，答えのそこにある価値観に焦点をあてていき，「○○さんは△△を望んでいるのですね」と本人の望んでいることを明確にしていく。

(1) 私の（　）年後（表2-6）

　時間経過に沿って，今後に望む生活や状態をイメージしていく。おおよその時間経過地点ごとに，「どのような状態でいたいのか」をイメージしていく。（　）内には5年後，10年後など，キリがよく，予測できる範囲の数字を入れて考えてもらう。

表2-6　**私の（　）年後**

どこまで歩いていますか （例：自力で歩いている，杖歩行，車椅子，寝たきりなど）	
トイレはどこまでできますか （例：1人でできる，誰かに介助してもらっている，紙おむつやパッドを使用しているなど）	
食事はどうしていますか？ （例：自分で食べている，介助，口から食べていないなど）	
意識と記憶はしっかりしていますか？ （例：しっかりしている，年相応の物忘れ，認知症など）	
どこで暮らしていますか？ （例：自宅，施設，病院など）	
そばにいるのは誰ですか？ （例：妻や夫，子ども，友人，介護職員，看護職員など）	
こんなふうにはなりたくないという状態は？ （例：寝たきり，意識がない，医療機器につながれているなど）	

(2) 私の「理想的」な臨終場面（表2-7）

　患者にとって理想的な臨終場面をイメージする。ポイントは，現実の臨終場面ではなく，「理想的」な臨終場面である。通常，死を想像することを嫌がる人もいるので，終わりを理想的な場面として，つまり「自分の望む状態」として想像する。どんな状態で最期を過ごしたいのか（自宅で，家族に囲まれていたい，医療機器などがついていない状態で逝きたい，眠っているうちに死にたい，病院のほうが安心なので病院で看取ってほしいなど），家族がどんな状態でいてほしいのか（笑っていてほしい，安心して見送ってほしい，悲しんだりせずに笑顔でいてほしいなど）をイメージしてもらう。できる限りユーモアをもって夢を描くことにポイントをおくようにする。臨終場面を考えることを忌避する場合は無理にやらない。また，時間があるなら，前書『患者・家族に寄り添うアドバンス・ケア・プランニング—医療・介護・福祉・地域みんなで支える意思決定のための実践ガイド』にある価値観ワーク[32), 33)]と併せて考えてもらうのもよい。自分の歩いてきた人生を肯定することにもなり，今後の人生を自分で考えて計画していくという希望的作業にもなる。

　また，意思決定支援者にとっては患者の理解につながるので，患者の意思決定能力が低下したとき，「もし意思決定能力があったら何を望むだろうか？」と考えるときのヒントにできる。

　表2-6, 2-7は，必ずしもすべてを記入する必要はなく，患者に応じて使いやすいもの，必要になるもの，本人がやってみたいと思うものを選べばよい。これらには類似した質問がいくつかあるので，それらについて繰り返し考えることで，自分の希望が見えてくる可能性がある。今までの人生に肯定的な意味を見出し，自分の気持ちを素直に表出できるよ

表2-7　**私の理想的な臨終場面**

どこで逝きたいですか？ （自宅，施設，病院など，最期に過ごしたい場所）	
どんな状態で逝きたいですか？ （点滴や医療機器がついていない状態がいい，ピンピンコロリがいい，眠っている間に静かに死にたい，仕事や趣味をやっている最中に死にたいなど）	
前日は何をしていましたか？ （最期までやりたいこと，前日の理想的な過ごし方など）	
最期に食べたものは何ですか？ （最期に食べたいものなど）	
最期のときにそばにいるのは誰がいいですか？ （看取ってほしい人など）	
家族や側にいる人たちに，どんな状態でいてほしいですか （悲しまずに笑顔でいてほしい，安心して見送ってほしいなど）	
残された人々にあなたが「どんな人だった」と言われたいですか？ （明るくて元気になる人だった，誠実で信用できる人だった，いつも笑顔を絶やさない人だった，最後まで自分の仕事をやりぬいた，自分の信念を大事にしたなど）	

うに，考える時間を楽しめるような場づくりが大切である。

2 | 終末期に望む状態と医療について考える

(1) 私の望む終末期医療

「私の人生ノート」の「私の終末期医療」（p.168）を参照して，終末期に望む状態と医療について考えてもらう。まず自分が望む療養生活についてイメージした後，具体的な医療的処置について考えてみる。具体的な医療的処置は疾患によって大きく異なり，意思決定が必要な時点も異なる（それぞれの疾患や状態に特化した具体的な内容は，PART 2を参照）。「私の終末期医療」では，すべてに共通する基本的な項目を挙げてある。これだけでも，患者が望む状態や医療的処置がある程度浮かび上がる。これらをもとに，実際に病状が変化したとき，それぞれの状況に応じて具体的な項目を加えて話し合っていく。

(2) 終末期における苦痛への対応と治療の程度についての考え方（表2-8）

具体的な選択が必要になるのは，苦痛への対応と治療の程度についてである。苦痛への対応を考える際には，意識や活動の程度をどこまで望むのか，苦痛除去の方法にはどのような手段があるのか，それは患者にとって負担かどうかを考えていく。治療の程度を考える際には，積極的治療による回復・改善の可能性や程度，副作用の程度，また治療に伴う決断の重責の程度や，患者が治療をどうとらえるのかといった患者の価値観や好みなどを参考にしながら，患者・家族と共に検討する。検討する際には，専門的知識のある医療者の支援を中心に，多職種でサポートしていく。

最後に心にとめておいてほしいことは，ACPを単なるチェックリストを埋めるだけの作業に終始してはいけないということである。もちろん事前指示書における具体的な医療的処置については，してほしい，してほしくないなどにチェックを入れることもあるが，ACPは単に選択肢を選ぶことではなく，その人らしさが反映されることが重要である。患者の大事にしているものを形にしていく作業を共有し，具体的な事前指示の内容につなげて落とし込むことが，意思決定支援者の役割でもある。チェックリストを埋めることに終始したり，埋まっていないことを案じたりするよりも，その内容が患者の人生や日常生活の希望に沿っているか，必要なものになっているかを考えることが重要である。

表2-8 終末期における苦痛への対応と治療の程度についての考え方

苦痛への対応	● 意識の程度：意識がどこまで保たれることを望むか ● 活動の程度：痛みを抑えることで，どこまで活動をしたいか ● 苦痛除去の方法：どのような治療方法があるのか（内服，点滴，貼用），それは負担になるか
治療の程度	● 積極的治療の程度：回復・改善の可能性（可能性があるか），回復・改善の程度（どこまで回復・改善できるか），患者がどの程度まで望むか ● 副作用の程度：治療による副作用や合併症がどの程度か，見合うだけの治療効果があるか，患者がどこまで副作用を受け入れることができるか ● 決断の重責の程度：治療の開始，差し控え，中止に伴う決断の重さはどの程度か ● 価値観，好み：患者が治療をどうとらえるのか，治療結果による状態をどう感じるか

 1) Sudore RL, Lum HD, You JJ, et al (2017). Defining advance care planning for adults : a consensus definition from a multidisciplinary delphi panel. Journal of Pain Symptom Management, 53 (5) : 821-832.

 2) 厚生労働省 (2018). 認知症の人の日常生活・社会生活における意思決定支援ガイドライン. <https://www.mhlw.go.jp/file/06-Seisakujouhou-12300000-Roukenkyoku/0000212396.pdf>〔2020. October 1〕

 3) 吉野かえで, 平岡栄治 (2017). アドバンス・ケア・プランニング (ACP) ―急性期病院の医師だからこそ, ACP力が必要！, ホスピタリスト, 5 (4) : 645-661.

 4) Barnes K, Jones L, Tookman A, King M (2007). Acceptability of an advance care planning interview schedule : a focus group study. Palliative Medicine, 21 (1) : 23-28.

 5) 木澤義之 (2018). 患者・家族の意向を尊重した意思決定支援, 特にアドバンス・ケア・プラニング (ACP) について. 看護, 70 (7) : 73.

 6) 宮下こず枝 (2019). アドバンス・ケア・プランニング (ACP) の啓発活動と「きらり人生ノート」. 角田ますみ (編), 患者・家族に寄り添うアドバンス・ケア・プランニング―医療・介護・福祉・地域みんなで支える意思決定のための実践ガイド, メヂカルフレンド社, p.276-284.

 7) 木澤義之, 長岡広香 (2017). 早期緩和ケア介入の意義とアドバンス・ケア・プランニングの実践ポイント. 薬局, 68 (8) : 2786-2791.

 8) Fried TR, O'Leary JR (2008). Using the experiences of bereaved caregivers to inform patient- and caregiver-centered advance care planning. Journal of General Internal Medicine, 23 (10) : 1602-1607.

 9) 阿部泰之 (2016). アドバンス・ケア・プランニング―いつ行うか, 誰がイニシアチブをとるか, どう切り出すか. Modern Physician, 36 (8) : 839-843.

10) Lynn J (2001). Perspectives on care at the close of life. Serving patients who may die soon and their families : the role of hospice and other services. JAMA, 285 (7) : 925-932.

11) 厚労省 : 認知症の人の日常生活・社会生活における意思決定支援ガイドライン. <https://www.mhlw.go.jp/file/06-Seisakujouhou-12300000-Roukenkyoku/0000212396.pdf> 〔2020. Dec 25〕

12) 木澤義之 (編) (2017). 平成29年度厚生労働省委託事業 人生の最終段階における医療体制整備事業「これからの治療・ケアに関する話し合い―アドバンス・ケア・プランニング」. 第3回人生の最終段階における医療の普及・啓発の在り方に関する検討会. 資料3. <https://www.mhlw.go.jp/file/05-Shingikai-10801000-Iseikyoku-Soumuka/0000189051.pdf> 〔2020. October 1〕

13) 板井孝壱郎 (2015). がん終末期を考えるうえで大切な「事前指示」の概念. がん看護, 20 (1) : 23-27.

14) 角田ますみ (2019). ACP実践に必要なスキル. 角田ますみ (編), 患者・家族に寄り添うアドバンス・ケア・プランニング―医療・介護・福祉・地域みんなで支える意思決定のための実践ガイド, メヂカルフレンド社, p.30-31.

15) Barnes KA, Barlow CA, Harrington J, et al (2011). Advance care planning discussions in advanced cancer : analysis of dialogues between patients and care planning mediators. Palliative & Supportive care, 9 (1) : 73-79.

16) Houben CHM, Spruit MA, Groenen MTJ, et al (2014). Efficacy of advance care planning : a systematic review and meta-analysis. Journal of the American Medical Directors Association, 15 (7) : 477-589.

17) The SUPPORT Principal Investigators (1995). A controlled trial to improve care for seriously ill hospitalized patients. The study to understand prognoses and preferences for outcomes and risks of treatments (SUPPORT). JAMA, 274 (20) : 1591-1598.

18) 角田ますみ (2018). 認知症ケアの倫理的ジレンマ解決のヒントとなる看護倫理の考え方. 看護技術, 64 (6) : 550-559.

19) Detering KM, Hancock AD, Reade MC, et al (2010). The impact of advance care planning on end of life care in elderly patients : randomised controlled trial. BMJ, 340 : c1345.

20) Butler M, Ratner E, McCreedy E, et al (2014). Decision aids for advance care planning : an overview of the state of the science. Annals of Internal Medicine, 161 (6) : 408-418.

21) 鳥羽研二 (研究代表者) (2014). 厚生労働科学研究費補助金 厚生労働科学特別研究事業報告書「人生の最終段階における医療にかかる相談員の研修プログラム案を作成する研究」平成25年度総括・分担研究報告書.

22) Miura H, Kizawa Y, Bito S, et al (2017). Benefits of the Japanese version of the advance care planning facilitators education program. Geriatrics & Gerontology International, 17 (2) : 350-352.

23) 西川満則, 三浦久幸 (2017). 地域におけるアドバンス・ケア・プランニングの進め方. 病院, 76 (8) : 604-608.

24) 厚生労働省 (2018). 認知症の人の日常生活・社会生活における意思決定支援ガイドライン.

<https://www.mhlw.go.jp/file/06-Seisakujouhou-12300000-Roukenkyoku/0000212396.pdf> ［2020. October 1］

25）Bryant J, Skolarus LE, Smith B, et al（2013）. The accuracy of surrogate decision makers：informed consent in hypothetical acute stroke scenarios. BMC Emergency Medicine, 13：18.

26）西川満則（2017）. 地域におけるアドバンス・ケア・プランニングとエンド・オブ・ライフケア―患者・家族のメンタル支援. The Japanese Journal of Rehabilitation Medicine, 54（6）：425-428.

27）木澤義之（2018）患者・家族の意向を尊重した意思決定支援, 特にアドバンス・ケア・プランニング（ACP）について. 看護, 70（7）：71-75.

28）British Medical Association Medical Ethics Committee（2007）. Withholding and Withdrawing Life‐Prolonging Medical Treatment：Guidance for Decision Making, 3rd edition. p.19-20.

29）池田新介：自滅する選択―先延ばしで後悔しないための新しい経済. 東洋経済新報社, 2012.

30）大竹文雄, 平井啓（編著）（2018）. 医療現場の行動経済学―すれ違う医者と患者. 東洋経済新報社.

31）鶴若麻理, 大桃美穂（2020）. 訪問看護師が意向確認する状況やタイミングからみた独居高齢者のアドバンスケアプランニング. 日本エンドオブライフケア学会誌, 4（1）：3-14.

32）廣田早恵美（2019）. 価値観ワーク―価値観のルーツをたどる記憶の旅. 角田ますみ（編）, 患者・家族に寄り添うアドバンス・ケア・プランニング―医療・介護・福祉・地域みんなで支える意思決定のための実践ガイド, メヂカルフレンド社, p.264-267.

33）廣田早恵美（2019）. 価値観ワークを成功に導くために欠かせない3つの準備. 角田ますみ（編）, 患者・家族に寄り添うアドバンス・ケア・プランニング―医療・介護・福祉・地域みんなで支える意思決定のための実践ガイド, メヂカルフレンド社, p.268-269.

疾患や状態に応じた
アドバンス・ケア・
プランニング（ACP）の
特徴と支援のポイント

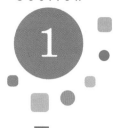

緩和ケア領域

1 がんを抱える患者のACPの特徴

1 | 経過とその特徴

▶原発巣や転移した病巣による症状，治療の副作用など全身に及ぶ多彩な身体症状が現れる

▶早期には不安，適応障害，うつ，後期にはせん妄など精神症状を併発する

▶余命1，2か月に迫るまで意識やADLは保たれ，以降，急激な全身状態の低下で死に至る

　これらの経過の特徴はACPにも影響を及ぼす。様々な身体症状と闘いながら日常生活と治療を両立させていくという負担が，患者から先のことを考える余裕を奪う。また，精神症状が患者の思考を停滞させ，あるいは治療に専心するなどACPの障害となる。近年では，分子標的薬*や免疫チェックポイント阻害薬*などの治療薬，サポーティブケア*の進歩により，ぎりぎりまで治療を続けられるため，ACP開始のタイミングが難しく，何の相談もできないまま急激な全身状態の低下に至る患者が散見される。

2 | ACPの特徴

▶患者が明確に死を意識するなかでの意思決定である

▶患者個人の問題だけでなく，家族，職場，知人などを巻き込んだ意思決定である

▶最善を望む治療と，最悪に備える意思決定が同時進行で行われる

　がん患者のACPは，上記の特徴から問題が複雑化する傾向がある。がんに罹患した人のほとんどは年単位で生存するが，この間，「死の意識」から解放されることはない。

---

* 分子標的薬：がん細胞や腫瘍組織など，標的となる細胞の分子や遺伝子に結合し，その機能や働きを阻害または抑制することで効果を発揮する薬剤。

* 免疫チェックポイント阻害薬：免疫細胞（T細胞）の働きを抑制する免疫チェックポイント（免疫応答が過剰に働くことを抑制する体のチェック機構）を標的としたがん治療薬。

* サポーティブケア：手術，化学療法，放射線治療など，様々な治療により生じる身体的・精神的苦痛や副作用に対して行われるケア。多職種で取り組むことで治療の継続が可能となり，QOLが改善する。

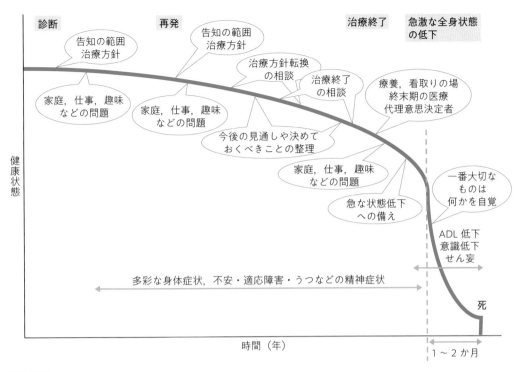

図1-1 **病状のプロセスとACPのタイミング**

ACPを考えるにあたっては，死の意識を肯定し積極的に向き合う患者と，死を回避したい思いが強いために受け入れが難しい患者とに二分されることに注意する。また，患者と家族の意向が違うことや，患者の意向が本心からのものでなく家族のためであることなどは，臨床現場でしばしば経験される問題である。たとえば，「本人には真実を告げないでほしい」という家族の申し入れや，「家族に迷惑をかけたくない」と患者が自宅療養を希望しないなど，患者の本当の意向をどこに求めるべきか，支援の判断に困るケースも多いと思われる。

　がんの予後予測ツールは様々開発されているが，終末期の状態の変化は医療者ですら予期しない唐突さで始まる場合がある。「まだ大丈夫」「今は治療に専念したい」という患者の気持ちが，ACPを計画する医療者にとって大きな壁として立ちはだかっている。

3 ｜ 経過のなかでどのような意思決定を迫られるのか

▶ACP支援の第一歩は，患者がどの範囲までの告知を希望するかの意思決定である

▶医療に関する意思決定と同時に，家族，仕事や趣味などについても支援が必要である

　告知の範囲については，いまだに医師の裁量で決められている場合が多いが，ACP支援者（以下，支援者）が積極的にかかわることが望まれる。

　医療に関する意思決定について経過の順に追っていくと，「治療方針（手術，化学療法，放射線治療，BSC*など）→治療終了→終末期の医療（栄養サポート，輸液，抗菌薬

---

* BSC（best supportive care）：抗がん剤などの積極的な治療は行わず，症状を和らげる治療のみを行うこと。

など），心肺蘇生→療養先，看取りの場→鎮静」などがある。そのほかに，家族，仕事，趣味など生き方に関する意思決定についても，患者は判断に迷うことが多く，支援者の適切なかかわりが求められる。また，患者の意向は変化していくものであり，支援の継続，治療方針の転換や転院にあたっては，意向を繰り返し確認する。

2 がんを抱える患者のACP支援のポイント

1 | 支援のタイミング

▶支援のタイミングを知る簡便なスクリーニング法として，サプライズクエスチョン（surprise question）[1]がある

▶臨床上のターニングポイントを見つけ，臨機応変に対応する

がん患者のACPは，早すぎると先が見えにくいため曖昧になり，遅すぎると急変のため開始できないリスクがある。サプライズクエスチョンは「この患者さんが1年以内に亡くなったら驚きますか？」という質問に対し，驚かないのであればACP開始を検討するというものである。臨床上のターニングポイントは，医療者側からみると，治療内容の変更，バッドニュースの告知，身体症状の変化，入院などがあり，患者側からのきっかけとしては，患者からの相談，家族の診察同行，日常会話の気になる言葉などがある。しかし，ACPは支援者の思惑どおりに開始できるものではなく，患者の受け入れの段階を見きわめなければならない。

ACP開始が難しい患者については，原因（身体症状や精神症状の悪化，情報過多による混乱，不適切な病状理解，病院や家庭での患者の孤立など）を医療チームで検討する。

2 | 支援の対象

▶患者，代理意思決定者，周囲の人の三者に対し，意向を調整する

この三者は密接な関係をもちながらも，それぞれに病状の理解度が異なる，あるいは意向が対立する場合が多い。たとえば，説明を聞きに来る家族が毎回違い，意向も違うなどがある。患者に意思決定能力があれば，その意向を第一に尊重したうえで三者の意向を調整し，板挟みになりやすい代理意思決定者の負担に配慮する。

3 | ACP支援のポイント

▶5W1H（why, when, who, what, where, how）を有効に活用する（PART1, p.14参照）

▶ACPの真の目的はゴールの達成ではなく，患者が一番大切なことに自ら気づくことである

▶「医師の壁」に対しては，チームで乗り越えていく

多くのがん治療病院において，系統的にACPに取り組む体制はいまだ不十分であり，

支援者個々の負担だけで5W1Hを実践することは難しい。100%の実践を目指すのではなく，今できる患者個々に応じた5W1Hをピックアップするとよい。

ACP支援で最も苦労するのは，「患者の抵抗感」と「医師の壁」の2点である。抵抗感の強い患者に対し，やみくもに支援を焦るべきではない。医療者が時期的に遅いと感じても，患者の準備に応じてどの段階でも開始できるACPがあるので，サポーティブケアとしてかかわりを継続する。思いどおりのゴール（たとえば，在宅看取り，苦痛のない最期など）を達成できなかったとしても，このプロセスによって，患者自らが自分の一番大切なことに気づければACPはおおむね成功なのである。

「医師の壁」については，「最高の治療こそ最善の医療」という信念をもつ医師，またバッドニュースの告知に精神的負担を感じながら，それを見せられないプライドの高い医師というのは，支援者にとって厄介な相手である。しかし，医師を非協力的と決めつけず，チーム力で医師の弱点を補い，事例を共有していけば，医師もACPの重要性とともに，自分の負担が軽減していることに気づくはずである。

3　がんを抱える患者のACP事例

👤 ACPにおける「患者の壁，家族の壁，医師の壁」を乗り越えたがん患者の意思決定支援

❶ 患者プロフィール

Aさん，52歳，女性。S状結腸がん，多発肝転移，ステージⅣ*。大企業の総務部長である夫（54歳）と2人暮らし。子どもはなく，両親はすでに他界。趣味はガーデニングとコーラスで，地元のサークルに入り友人も多い。

❷ 経　過

① 診　断

6年前の3月に便秘と血便があり，精査の結果，S状結腸がんの多発肝転移（両葉に3か所，最大25mm）でステージⅣと診断された。夫同席のもと，Aさん自身が希望し，病状はすべて告知された。同年4月に手術し，転移病巣も含め切除した。退院後，経口抗がん剤による補助化学療法を6か月間実施した。術後3か月目には，これまでどおりの日常生活が送れるようになった。

② 再　発

4年前の9月頃からコーラスの際に息苦しさを感じ，CTで両肺に多発する転移病巣を指摘された。このときもAさんはすべての告知を希望した。夫も同席して，根治は望めず，化学療法の効果が得られなければ余命1年未満との告知を受けた。化学療法が開始となり，以降約3年間，複数のレジメン*により治療を継続し，息苦しさが改善してコーラスに

---

* S状結腸がんのステージⅣ：大腸がんの病期（ステージ）は，壁深達度，転移の有無で分類され，ステージⅣは血行性転移（肝転移，肺転移）または腹膜播種がある，最も進行した状態である。
* レジメン（regimen）：がん化学療法において，薬剤の組み合わせ，投与日程，副作用対策など，全体を網羅する治療計画書。ガイドラインでは，それぞれのレジメンについて選択基準，奏効率などのエビデンス（科学的根拠）が示されており，医師はそれに従って治療計画を立てる。

復帰できた。この間に夫から主治医に連絡があり，以降の告知は本人に負担をかけたくないので，まず自分に話してほしいとの申し入れがあった。

1年前の10月頃から呼吸苦のためコーラスを休むようになり，友人との連絡も途絶えがちになった。外来化学療法室で3年にわたり担当してきたB看護師は，Aさんが徐々に衰弱しているように見え，ACPの開始時期と考え提案したが，Aさんは「まだ次の治療があると先生が言っていたから大丈夫だと思う」と応じなかった。B看護師は主治医に相談したが「まだ使える薬があるし，夫には病状や急変の可能性を説明してあるから大丈夫。それに，夫からは本人にこれ以上悪いことは言わないよう釘を刺されている」と言われた。B看護師は日常のサポーティブケアを継続したが，ACPのきっかけがつくれないまま日々が過ぎた。

③ 治療終了

本年1月に呼吸困難のため救急搬送され，緊急入院となった。精査にて肺転移病巣による上大静脈症候群*と診断された。放射線やステントは全身状態が悪いため適応がなく，主治医から夫に，余命1か月未満，急変もあり得ることが告げられた。酸素投与やモルヒネ持続皮下注射により安静時の症状は改善したが，排泄で起き上がるだけで呼吸困難が増悪した。それでも排泄で介助を受けることを拒むAさんは，「もう終わりにしたい，楽にしてほしい」と夫や看護師に繰り返し訴えた。

入院1週間後，Aさんは「化学療法室のBさんに会いたい」と申し出た。B看護師が訪室すると，「苦しいから終わりにしたいと先生に伝えて。Bさんなら私の気持ちをわかってくれるよね」と訴えた。B看護師は，これまで何も支援できなかった自分が情けなくて，Aさんの手を握ってうつむくだけだった。すると，Aさんは「私，もうダメなんでしょう？　治らないと言われてから随分頑張ったもの。Bさんはわかっていて，いろいろ心配してくれたんですよね。うすうす気づいていたけれど認めたくなかった。でも，もしダメなら本当のことを知っておきたい」と話した。

B看護師は，Aさんの訴えを主治医と病棟看護師に伝え，主治医が緩和ケアチームに相談した。緩和ケアチームは，Aさんは厳しい告知を受け止める準備ができていると評価した。主治医が夫に連絡し，事情を説明した。夫は当初は反対し，「だったら眠らせてあげてください」と不満そうであったが，B看護師がこれまでのかかわりから推察するAさんの気持ちを夫に伝えた。夫もAさんがB看護師を信頼していることを知っており，次第に態度は和らいだ。

④ 急激な全身状態の低下

同日，夫，主治医，病棟看護師，B看護師が同席して，余命が週単位に迫っていることが告知された。告知を受けたAさんは，「自分がつくった庭をもう一度見たい。できれば家で死にたい」と気持ちを話した。夫は不安を口にしたが，退院支援の方針に同意し，翌日から介護休暇をとって，退院の準備をしながら夜は病室に付き添ってケアの方法などを

---

* 上大静脈症候群：肺がんなどで急速に上大静脈が圧迫され静脈還流異常を招き，顔面や上肢の浮腫，脳浮腫による頭痛やめまいなど，様々な症状が生じる。

看護師に教わった。告知後のAさんは，ベッド上での排泄を夫や看護師に任せるようになった。また，日頃から連携していた在宅医療チームに依頼し，告知から4日後の退院で調整した。しかし，退院を翌日に控えた晩から呼吸状態が悪化し，ほぼ傾眠となった。退院当日の朝には血圧が低下し，在宅医からは，それでも受け入れる旨の連絡があったが，夫は悩んだ末に退院を中止した。Aさんは同日夕方，夫に見守られ病院で亡くなった。

B看護師は，自分の支援の不手際でAさんの最期の希望がかなえられなかったと悔やみ，また，無理な告知で負担をかけたことがAさんの状態を悪化させたと悩んでいた。1か月後に夫が訪問し，「妻は治らないとわかったときから，最期は庭を見ながら家で過ごしたいと私に話していました。でも，そんな話を聞くのがつらくて，先生に無理なお願いをしたばかりに妻を苦しめてしまいました。Bさんのおかげで彼女は自分を取り戻せたし，数日ですが良い時間をつくることができて，私も救われました」と感謝の言葉を述べた。

❸ 経過のどの時点で，どのような意思決定が必要になったか

Aさんは，診断当初から，すべてを告知してもらうことを意思決定として示し，正しい情報を得たうえで手術や化学療法などの治療の選択も自分の意思で決定してきた。また，自宅では夫と療養や看取りの話をしており，ACPの準備はできていた。しかしその後，夫から医師に告知について申し入れがあったことで，Aさんの本当の意向のもとに意思決定をする機会が失われてしまった。

緊急入院後に，告知，療養，看取りについて，本来のAさんらしい意思決定をしているのは，身体症状の改善のほかに，適切な告知の支援があったからと思われる。結果として，夫は在宅での看取りを受け入れ，Aさんは排泄を人に任せるという意思決定ができた。

終末期には，予後予測している医療者でも追いつかないような急変がしばしばある。Aさんも退院前日に状態が悪化し，希望はかなわなかった。退院中止の意思決定は代理意思決定者の夫である。在宅医療チームが了承していたので，医療者としてみれば「帰れたのに，また夫が妨げた」と考えがちだが，代理意思決定者の判断は尊重しなければならない。

❹ ACP支援内容

① 支援の継続

本事例の支援者であるB看護師は，Aさんが積極的に告知を希望し，根治不能な状態を十分に理解しながら化学療法を受けていたので，病状に応じていつでもACPを開始できるようタイミングに注意していた。しかし，いよいよ支援を開始しようという際，そこには「患者の壁，家族の壁，医師の壁」が立ち塞がっており，系統的なACP支援には至らなかった。B看護師は3つの壁を壊せず，サポーティブケアにより支援を継続した。その結果，ぎりぎりのタイミングで3つの壁が崩れ，Aさんにとって大きな意思決定支援となった。緊急入院後にAさんがB看護師を思い出したのは偶然ではなく，B看護師がACPを拒否されても，かかわりを継続していたからである。

余命が差し迫る段階での告知は負担が大きく無意味と考える医療者もいるが，本症例のように明確な本人の意向，専門家による適切な評価，夫の同意があれば，ACP支援は実現できる。B看護師は，それを自分が推し進めてしまったことに責任を感じていたが，Aさん夫婦にとって大きな支援となったことを後から知ることができた。

② 排泄ケア

排泄ケアを人に委ねることは自尊心が傷つけられると感じて，終末期においても拒む患者は多い。Aさんが自主的に排泄ケアを受け入れられたのは，ACP支援により，より上位にある自分の価値観に気づくことができたためである。

③ デスカンファレンスによる振り返り

本症例では，その後にデスカンファレンスが開催されている。B看護師は以下の3つの反省点をあげた。

①ACPを切り出すのが難しく，Aさんが自宅で夫に看取りの話までしていることを聞き出せなかった。

②Aさんの体調が悪く，気持ちが落ち込んでいるときにACPの話を切り出してしまった。

③自分とAさんとの間だけでACP支援を考え，医師や夫を非協力的と考えてしまった。

主治医からは，夫から「まず自分に告知してほしい」と申し入れがあった際の対応について，医療チームで相談できれば，より適切な対応ができたのではないかと意見があった。参加者からは，治療が年単位に及ぶと，最初の説明や目標がぼやけてしまう場合があるので，医療チームで定期的に再評価する必要があるとの意見があった。ファシリテーターは，「自宅に帰りたい」というゴールには届かなくても，Aさんにとって一番大切なことは，「正しい情報を知り自分で決める」ということで，それに気づけたということが本症例におけるACPだったのではないかとまとめた。

❺ 家族への支援，医療・福祉関係者との連携

B看護師が反省点であげているが，ACP支援には家族の構図を見わたす広い視野が必要になる。患者の意思決定を支援するだけでは適切なACPとはいえない。また，壁に当たったときに一人で抱え込まず，医療チームのメンバーに相談し連携する姿勢も求められる。

本事例をとおして，最初は壁であった医師がACPを意識するきっかけになったことは大きな成果であった。また，退院支援においては，地域の医療チームとACPを共有したことが，どのような状態でも退院を引き受けてもらえる連携を生んだといえる。

文 献

1) Hamano J, Morita T, Inoue S, et al (2015). Surprise questions for survival prediction in patients with advanced cancer：a multicenter prospective cohort study. Oncologist, 20 (7)：839-844.

2 脳血管障害ケア領域

1 脳血管障害を抱える患者のACPの特徴

1 | 急性期の経過とその特徴

▶ある日突然発症し，判断能力を失う

▶刻々と病状が変化し，生命の危機に陥る

　脳血管障害は突然発症し，意識障害を伴うことが多く，場合によっては，一気に生命の危機に陥るなど，発症直後は一刻を争う状況となる。

2 | 急性期におけるACPの特徴

▶患者が判断能力を失った場合，家族が代わりに判断を迫られる

▶時間に追われながら，治療だけでなく命に関する判断を迫られる

▶患者が事前に意思を表出していても，家族はそのときの直感に従って選択しやすい

▶代理意思決定の場合，判断に迷いが生じやすい

　患者は，意識障害から治療における判断ができない場合が多く，家族が代わりにその判断を迫られることになる。脳血管障害の治療では時間的な猶予がないことが多く，代理意思決定者は次から次へと難しい判断を迫られることになる。また，治療現場や患者の変化を目の当たりにすると，患者が事前に意思を表出していても，家族は回復への期待や恐怖から意思に反して直感的な選択をしやすい傾向がある。特に，代理意思決定においては精神的な負担が大きく，判断に迷いが生じやすい。

3 | 回復期〜維持期の経過とその特徴

▶後遺症により生活が一変し，他者の援助が必要になることが多い

▶高次脳機能障害*が生じると，患者の認識や判断能力が低下し，意思の表出が難しく

---

* 高次脳機能障害：脳血管障害や頭部外傷による脳損傷に起因する高次の知的な脳機能の障害をいい，記憶障害，注意障害，遂行機能障害などがある。

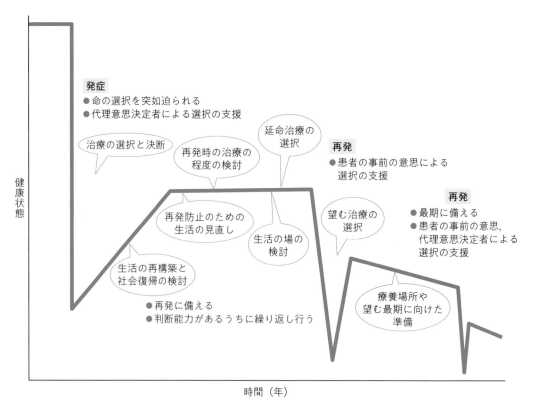

健康状態

発症
●命の選択を突如迫られる
●代理意思決定者による選択の支援

治療の選択と決断

延命治療の選択

再発時の治療の程度の検討

再発
●患者の事前の意思による選択の支援

再発防止のための生活の見直し

生活の場の検討

望む治療の選択

再発
●最期に備える
●患者の事前の意思，代理意思決定者による選択の支援

生活の再構築と社会復帰の検討

●再発に備える
●判断能力があるうちに繰り返し行う

療養場所や望む最期に向けた準備

時間（年）

図2-1　病状のプロセスとACPのタイミング

なる

▶**脳血管障害を繰り返し発症することで，患者は徐々に判断能力を失っていく**

　脳血管障害を発症した場合，発症部位によって様々な後遺症が生じ，患者・家族の生活が一変する。特に，高次脳機能障害が生じると認識や判断能力が低下するため，意思決定に様々な支障が生じる。また，再発を繰り返すことで後遺症が重度となり，患者は徐々に判断能力を失い，代理意思決定を余儀なくされる。

4 ｜ 回復期におけるACPの特徴

▶**患者の意思は，疾患の長い経過をとおして変化していく**

▶**高次脳機能障害が生じると，認識や判断能力が低下するため，ACPの実践そのものが難しくなる**

▶**時期や状況に応じて繰り返しのACPが必要であり，タイミングが難しい**

　脳血管障害の経過は長く，経過とともに患者・家族の意向は変化していく。また，時期に応じて判断しなければならない内容が異なるため，いつ誰に実施するかの判断が難しい。特に高次脳機能障害は，認識や判断が困難になるだけでなく，医療者も気づきにくい症状であるため，ACPの実践そのものが難しくなる。

2 | 脳血管障害を抱える患者のACP支援のポイント

1 | 支援のタイミング

▶急性期では，発症直後に治療の選択について意向を確認する

▶回復期～維持期では，リハビリテーションをとおして生活の再構築を検討する

▶長い経過のなかで再発の予防に努め，患者・家族なりの生活を維持しながら繰り返し意向を確認する

　脳血管障害を抱える患者のACP支援は，発症直後の急性期と，回復期～維持期それぞれで必要となる。また，経過が長いため，繰り返しACPを行う。

2 | 支援の対象

▶急性期では主に家族，回復期～維持期にかけては主に患者を中心とした支援となる

▶患者の判断能力によって支援の対象が異なるため，慎重に判断する

　脳血管障害患者では，病期や意識障害の程度などの症状によって，ACP支援の対象が異なる。ただし，患者の判断能力については，コミュニケーションの工夫により判断が可能となるため，慎重に判断することが必要となる。

3 | ACP支援のポイント

(1) 急性期

▶危機的状況で混乱している家族に対し冷静かつ丁寧な態度で接し，理解しやすい言葉で状況を説明し，判断を促す

▶家族が判断に迷っているときは，背中を押すようなかかわりも必要となる

　急性期では患者は危機的状況に陥っており，患者・家族だけでなく，医療者も合理的な判断ができないことがある。医療者は，そのことを認識し冷静に対応するよう心がける。また，家族は，現状を理解できても，迷いから決断に時間を要する。家族が決断できるよう，医療者が背中を押すことも重要な支援となる。

(2) 回復期～維持期

▶状況により患者の意向は変化するため，繰り返し確認する

▶患者の認識や判断能力が落ちている場合，コミュニケーションを工夫する

▶医療者の「こうあるべき」という理想を押し付けない

　回復期以降，患者・家族は生活の再構築や社会復帰を検討するだけでなく，再発時の治療選択など，様々な判断を求められる。長い経過のなかでその意向は変化するため，繰り返し確認する。

　判断能力が低下した患者でも意思が表明できるよう，障害に応じたコミュニケーション方法を工夫する。

　医療者は，患者・家族の生活をより良くしたいという思いから，社会資源の提供や生活

の見直しを過度に提言しがちである。医療者は，自分自身の価値観と向き合い，患者・家族の自発的な意思決定を阻害しないようかかわる。

👤 事例1（急性期）：脳血管障害発症直後に代理意思決定を求められた家族へのACP支援

❶ 患者プロフィール

Cさん，55歳，男性。会社員。両親（80歳代）と3人暮らし。両親はそれぞれ持病があるが，健康について大きな問題はない。兄弟は遠方に住んでおり，それぞれ家庭があるため協力を得ることが難しい。

❷ 経　過

Cさんは営業の仕事で外食が多く，生活も不規則であった。夜中に大きな音を聞いた両親がCさんの様子を見に行き，自室で倒れているところを発見し，救急搬送となった。

病院で頭部CTを施行し脳出血と診断された。Cさん自身は脳出血による意識障害があり，医師は本人による意思決定は困難であると判断し，両親に代理意思決定を求めた。医師は両親に「出血量が多いため，すぐに手術が必要ですが，意識が戻るかどうかはわかりません。ただ，手術をしなければこのまま命を落とす可能性が非常に高く，手術をするならば少しでも早いほうがよい」と説明し，決断を求めた。インフォームドコンセントには看護師が同席しており，医師は看護師に「どうするか家族が決めたら，すぐに知らせてほしい」と言い残し，手術に向けて他部門との調整を開始した。

看護師は家族に「医師の説明でわからなかったことはないですか？　どうしますか？」と声をかけたが，両親は突然の出来事に強く動揺し，どうしたらよいか判断できなかった。

❸ 経過のどの時点で，どのような意思決定が必要になったか

急性期では，患者の延命治療を含め，治療内容の選択と決定が必要になる。患者に意識がない場合は，家族が代理意思決定者となる。このような場面のACP支援では，医師だけでなく，特に看護師の支援が重要となる。救急外来の看護師だけでなく，病棟看護師が支援することも多い。

❹ ACP支援内容

① 理解度の確認

両親は，Cさんがまだ若く，今までこうした状況を想定していなかったため，急に治療の選択を迫られ，混乱していた。ACP支援にあたり，看護師は，両親が高齢であることや動揺している様子から，医師の説明が理解できなかったのではないかと考えた。看護師は，両親がどのように理解したかを確認しながら，医師の説明を簡単な言葉で丁寧に説明した。

② 思いの傾聴

次に看護師は，家族が意思決定するにあたり，混乱している状態をありのままに受け止

め，家族の思いを傾聴した。両親は，「手術をして元の状態に戻るのであれば，手術をしたほうがよい。でも，回復しないのであれば，手術をして苦しめず，このまま楽にしてあげたほうがよいとも思う」「自分たちは素人だから，医師の言うとおりにするのが一番よいのではないか」と話し，不安や回復への期待を抱いていることが推測された。

③ 状況の説明，代理意思決定支援

看護師は，突然の状況に対して混乱したり迷ったりすることは当然であると伝えた。そのうえで，以下の点をわかりやすく説明した。

- 手術をしてもどこまで回復するかは明言できないこと
- リハビリテーションによって，社会復帰を果たす患者がいること
- 手術をしなければ，救命は難しい状況であること
- 決断するまでに時間的な猶予がそれほどないこと

さらに，Cさんが緊急時の意思表出をしていないのであれば，両親の率直な今の気持ちを優先してよいのではないかと伝えた。そして，両親の「どのような状態でもよいから，生きていてほしい」という気持ちを引き出し，手術をするという判断をした。

Cさんは一命をとりとめ意識は戻ったが，重度の麻痺や言語障害が残り，リハビリテーションを開始することになった。両親は患者の様子を見て，自分たちの選択が正しかったのかと，医療者に気持ちを打ち明けるようになった。

④ まとめ

ACPは患者自身が行うことが基本であるが，事例のような脳血管障害では，患者は短時間で判断能力を失い，生命の危機的状況に陥るため，家族が代理意思決定をする場合が多々ある。特に，代理意思決定を求められるときは，家族が迷い，決定に時間を要してしまうこともある。医療者はこの迷いを否定せず，家族の思いをくみ取り，意思決定に向けて「そっと背中を押す」ことが，ACPへの一助になる。

また，代理意思決定では，家族が結果に対して悩み続けることがある。医療者は，そのことを忘れず，家族の精神面への支援を継続していくことも求められる。

👤 **事例2（回復期〜維持期）：新たな生活の再構築に向けた患者へのACP支援**

❶ 患者プロフィール

Dさん，50歳，女性，介護士。会員の夫（52歳）と息子（25歳）の3人暮らし。

❷ 経　過

Dさんは仕事中にめまいを自覚し，救急搬送された。脳梗塞と診断され，治療を開始した。治療開始直後から，Dさんは復職への希望が強く，リハビリテーションに対する意欲を口にしていた。Dさんは年齢も若く，看護師も回復は可能と判断し，早期からリハビリテーションを進めた。

しかし，Dさんはめまいや失調*が強く，リハビリテーションが思うように進められず，「自分はもう仕事には戻れない。こうして人の手を借りて生きていくしかない」と落ち込

むことが多々みられた。看護師は，復職に向けての第一歩として，車椅子に介助で乗車できるようになったことを伝えたが，本人は涙するばかりであった。その後，めまいは徐々に改善したが，上下肢や体幹部の失調に関しては改善が乏しく，急性期病院では介助での車椅子移乗ができるまでにとどまった。

　Dさんはその後，回復期病院へ転院となり，リハビリテーションを継続したが，失調が強く，歩行もままならない状態が続いた。転院先の医師や看護師，リハビリテーションスタッフはDさんの状況を見て，今すぐの復職は難しいと考え，Dさんと家族を交え多職種でカンファレンスを開催し，今後の方向性を見直すことになった。カンファレンスでは，医療者が多角的に回復の程度や今後の見込み，Dさんの現在の障害の受容状況や家族背景，今後の生活について話し合った。そして，Dさんが自分である程度身の回りのことができないと，退院しても家で生活できないということを共通認識とし，日常生活を再構築することが第一優先であるという結論に至った。

　カンファレンス後は，患者の最終目標である復職に向け，まずは家庭復帰を目指して生活を再構築していくこととして，リハビリテーションにも積極的に取り組むことができるようになった。その後，試験外泊を重ね，Dさんは自宅退院となった。

❸ 経過のどの時点で，どのような意思決定が必要になったか

　回復期では，新たな生活の再構築や社会復帰の検討が必要になる。脳血管障害は，発症後にこれまでの生活が一変する。急性期を脱した患者は，リハビリテーションをとおして自分の障害や後遺症を受容し，新たな生活の再構築や社会復帰について検討することが求められる。特に，壮年期にある患者の場合は，仕事への復帰を強く願う患者が多く，回復の程度を十分検討し，支援しなければならない。

❹ ACP支援内容

① 多職種との協議・連携

　Dさんは介護士として復職したいという思いが強く，看護師は本人の意思を最優先することが，今後の人生において重要であると考え，早期からリハビリテーションを進めた。しかし，急性期病院の入院期間は短く，今後の回復の見込みが十分に把握できないことも多い。看護師だけでなく，Dさん自身も，自分の障害や回復の見込みを十分に把握できないまま社会復帰を目指したことから，自分の望む生活から乖離した状態を受け入れられず，精神的に追いつめられた可能性がある。

　生活の再構築や社会復帰の検討において，特定の職種だけの支援では，患者は十分に判断することができない。患者の意向だけでなく，現状と今後の回復の見込みについて多職種で十分に協議し，支援していくことが必要である。

② 段階的な目標設定

　Dさんは，転院後の多職種カンファレンスをとおして徐々に現状を受け入れ，生活の再構築や社会復帰について検討することができるようになった。そのうえで，職場復帰を最

---

* 失調：随意運動遂行や姿勢保持のための運動の協調性が失われた状態。小脳または脊髄後索の疾患によるものが多い。

終目標として掲げ，まずは家庭への復帰を目指し，どのように生活を再構築していくかを考えられるようになった。

③ 長期にわたる意思決定支援

　脳血管障害を抱えた患者の経過は長く，そのなかで意向は変わっていく。そして，再発を繰り返すことで，患者は徐々に判断能力を失っていく。患者・家族が再発予防に向けた生活の見直しや再発時の治療選択，療養の場の検討ができるよう，看護師には繰り返し支援することが求められる。

文　献

1) 日本脳卒中学会 脳卒中ガイドライン委員会（編）(2015). 脳卒中治療ガイドライン2015. 協和企画.
2) 大竹文雄，平井啓（編著）(2018). 医療現場の行動経済学―すれ違う医者と患者. 東洋経済新報社.
3) 角田ますみ（編著）(2019). 患者・家族に寄り添うアドバンス・ケア・プランニング. メヂカルフレンド社.
4) 田村綾子，坂井信幸，橋本洋一郎（編）(2015). 脳卒中看護実践マニュアル. 新版. メディカ出版.

3

心不全ケア領域

1　心不全を抱える患者のACPの特徴

1 ｜ 経過とその特徴

▶増悪と寛解を繰り返しながら徐々に進行する

▶急激な病状の増悪と突然死がある

▶高齢者は潜在的な心不全患者といえる

　心不全を抱える患者の病状は，がん患者と異なり，増悪と寛解を繰り返しながら徐々に進行し，それに伴い活動度が低下していく。病状の増悪の際に突然死することもあり，それは心不全のすべてのフェーズで起こり得る。この急激な病状の増悪，突然死こそが心不全患者の特徴といえる。

　こうした経過の特徴から，患者・家族共に死を覚悟するタイミングがない場合が多い。病状が急変し意識状態が低下した時点では，意思決定支援に難渋することがしばしばある。たとえば，院外で心停止し，緊急搬送された患者の場合などである。

　院外での心原性心肺停止は年間7万人にも及び，その約70％は70歳以上の高齢者である[1]。高齢者の心臓は明らかな疾患がなくても加齢による機能低下があり，広い意味での心臓病といえる。つまり，高齢者は潜在的な心不全患者であり，誰もが突然，心肺機能停止状態になり得るといえる。

2 ｜ ACPの特徴

▶急変や突然死が起こり得るという不確実性を十分理解してもらう

▶不確実性への不安や恐怖に寄り添う

▶心不全の経過中に意思決定が必要となる

▶様々な治療法があり，導入の可否を検討する

　心不全においてACPに関する特別な制約はないが，常に急変や突然死が起こり得るという不確実性を十分理解してもらうことがポイントの一つである。初めての増悪で瀕死の

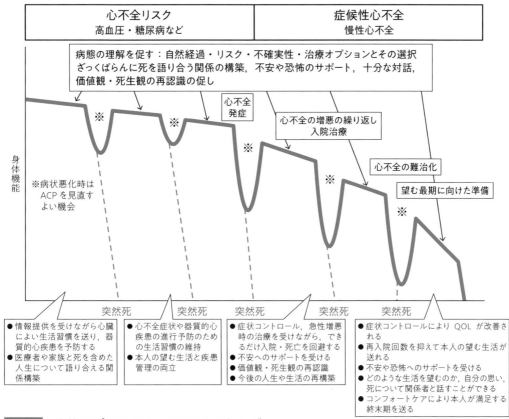

| 心不全リスク
高血圧・糖尿病など | | 症候性心不全
慢性心不全 | |

病態の理解を促す：自然経過・リスク・不確実性・治療オプションとその選択
ざっくばらんに死を語り合う関係の構築，不安や恐怖のサポート，十分な対話，
価値観・死生観の再認識の促し

心不全
発症

心不全の増悪の繰り返し
入院治療

心不全の難治化

望む最期に向けた準備

身体機能

※病状悪化時は
ACPを見直す
よい機会

突然死　　　突然死　　　突然死　　　突然死　　　突然死

● 情報提供を受けながら心臓
によい生活習慣を送り，器
質的心疾患を予防する
● 医療者や家族と死を含めた
人生について語り合える関
係構築

● 心不全症状や器質的心
疾患の進行予防のため
の生活習慣の維持
● 本人の望む生活と疾患
管理の両立

● 症状コントロール，急性増悪
時の治療を受けながら，でき
るだけ入院・死亡を回避する
● 不安へのサポートを受ける
● 価値観・死生観の再認識
● 今後の人生や生活の再構築

● 症状コントロールにより QOL が改善さ
れる
● 再入院回数を抑えて本人の望む生活が
送れる
● 不安や恐怖へのサポートを受ける
● どのような生活を望むのか，自分の思い，
死について関係者と話すことができる
● コンフォートケアにより本人が満足する
終末期を送る

図3-1 **病状のプロセスとACPのタイミング**

状態に陥るということも珍しくなく，潜在的心不全状態*の時点から早めにACPに関して
話し始めるよう，きっかけを探っていく。看護師は，患者・家族が不確実性に対する不安
や恐怖を抱くことを理解し，客観的データを示すなどして不安や恐怖を軽減するようかか
わる。

　心不全を抱える患者では呼吸や循環のサポートが必要になるケースが多く，挿管（気道
確保），人工呼吸器，酸素投与，透析（一時的，継続的），強心剤などの投与，心肺停止時
の心肺蘇生術の施行については，早期から繰り返し話し合っておくことが望ましい。ま
た，補助循環やカテーテル治療を含めた各種手術，ペースメーカーなど植え込み型デバイ
スなどの適応についても確認しておく。

2　心不全を抱える患者のACP支援のポイント

1　支援のタイミングと対象

▶ 心不全発症時には，患者・家族に客観的なデータを伝え，治療法を提示する

▶ 慢性心不全の増悪による入院治療中は，不確実性に対する患者・家族の不安に対処

───────────────
＊　潜在的心不全状態の条件には，高齢，高血圧，動脈硬化性疾患，糖尿病などがある。

し，意向を繰り返し確認する

▶ 心不全が難治化する時期は，終末期ケアについて患者・家族の意向を確認する

　一般的なACP実施のタイミングは，一言で言えば「病状の増悪時」である。たとえば，心不全の増悪による入院治療時やQOLの低下がみられたときなどである。しかしながら，突然，本人の意思確認が難しいほど病状が増悪することもあり，病期（心不全のステージ）に応じて介入方法を画一化することは難しい。看護師は不確実性を念頭に置き，早期から意思確認を心がけてかかわる。

2 ｜ ACP支援のポイント

▶ ふだんからざっくばらんに「死」について語り合える関係を築く

▶ 心不全の経過や治療方法について，患者・家族が理解できるように説明する

▶ ACPのゴールは，患者・家族の心の底からの「納得」である

　早期に介入を始めるには，ACPの前に，その礎となる自分の価値観や死生観を確認する機会をつくる。まずは「死」を自分のこととして考え始めることが重要である。ざっくばらんに「死」について語り合える関係を，患者-家族間，患者-医療者間で構築しておくとよい。また，子どもに迷惑をかけたくないなどの気づかいから，患者が本心で望んでいる最期の過ごし方を選択しないことも考えられる。患者が自分の本心に気づいていない場合も少なくないため，自分の価値観や死生観に気づけるようかかわる。患者が希望する場合は，患者と家族の間でなるべく情報を隠さず共有する。こうした関係が，最終的には良い判断につながっていく。

　心不全の経過においては，急変や突然死があるため，あらかじめ対応方法を決めておく。治療には様々な方法があるため，その導入の可否について意思決定が必要となる。そのためには，患者・家族が病態と治療法を十分理解する必要があるが，これらを理解するにはある程度の時間を要する。先を見据えて，早期からこれらの治療法を話題にあげ，その導入の可否を繰り返し相談していく。

　ACPには正解があるわけではなく，そのゴールは「正しいこと」ではない。ACPのゴールは患者・家族が心の底から納得することといえる。そしてそれは各人によってまったく異なるものである。ACPにおける看護師の役割は，正解を示すことやフォーマットに当てはめることではない。患者が内省し，自分の価値観や死生観を確認するきっかけづくりとその後押し，判断材料となる医療情報の提供である。個々の患者を彼らの「正解」に誘うためには，十分な対話が不可欠である。

3 心不全を抱える患者のACP事例

👤 慢性心不全患者へのABC分析を用いたACP支援*

❶ 患者プロフィール

Eさん，83歳，男性。慢性心不全，大動脈弁閉鎖不全症。妻（83歳），長女（52歳，独身）と3人暮らし。

❷ 経 過

Eさんはこれまで大病をしたことはなく，地方で妻と2人暮らしをしていたが，高齢になったこともあり，都心で一人暮らしをする長女のマンションの隣室に転居した。これまで特に自覚していなかった労作時の息切れを感じるようになり，医療機関を受診し，心臓超音波検査などから左室機能障害を伴う重度の大動脈弁閉鎖不全症による心不全（NYHA心機能分類Ⅲ度）*と診断された。

❸ 経過のどの時点で，どのような意思決定が必要になったか

Eさんは高齢ではあるが，心臓の状態を考慮して手術が第一選択と考えられた。利尿薬や血管拡張薬が処方され，Eさんと家族と面談することとなった。看護師が面談でEさんと家族に伝えたことは以下の点である。

- 病状（大動脈弁閉鎖不全症による慢性心不全）
- 疾患の経過
- 治療方針
- 外科的手術の選択肢
- 急変時の対応方法

看護師は初回の外来で，問診や診察，心臓超音波検査の結果を含め，上記を簡潔にEさんと妻，長女に説明した。Eさんにとって思いもよらない診断であったため，今後のことや病状の悪化，急変の際の対応についてなどは考えていなかった。Eさんは，手術などの侵襲的な治療や急変時の心肺蘇生術などは望まないと話した。妻はEさんの意向を尊重し，長女は手術や急変時の延命処置を強く望み，家族間で意見の対立が生じた。

❹ ACP支援内容

① 客観的なデータ，治療法の提示

看護師はEさんが手術を受けたくない理由を考察し，手術に対する不安が原因と考えた。そこで，Eさんに大動脈弁閉鎖不全症の経過と手術成績などについて，以下のデータを示した。

日本の研究によると，心不全患者全体の1年死亡率（全死亡）は7.3％である[3]。海外の諸研究によると，大動脈弁閉鎖不全症の手術をしない場合は，数％から20％くらいの確率

---

* 筆者は，診療所に通院できる全身状態が保たれている患者の管理を担っていることが多く，こうした診療所の外来でのやりとりを紹介する。実際のケースをもとにしているが創作である。
* NYHA（New York Heart Association）心機能分類 Ⅲ度：軽度の労作によって自覚症状が出現するため，日常生活が著しく障害される状態。

で病状の増悪や手術，死亡など心臓の問題が生じ得る。一方で，大動脈弁閉鎖不全症の手術の周術期死亡率は平均2〜4％といわれ[4]，一般の83歳日本人男性の平均余命は7〜8年である[5]。

また，手術にかかわらず，心不全では急性増悪があり得るため，その際に選択を迫られる治療方法を提示した。心肺停止時，もしくはそれに近い状態でどのような医療処置を施すかを決めておくことが必要なことを伝え，気管挿管，人工呼吸器や非侵襲的陽圧換気などの呼吸サポート，強心薬，経皮的心肺補助装置などの補助循環，心肺停止時の心肺蘇生術について説明した。

② 患者が積極的治療を希望しない理由の確認

一通りの説明後，Eさんは，外科的手術や人工呼吸器，補助循環，心肺蘇生術を希望しなかった。一方で，長女はできることはすべて行うことを希望した。看護師がEさんに手術を希望しない理由を尋ねると，「長生きして妻や娘，周りの人に迷惑をかけたくない」という思いがあり，妻や娘を思う優しい気持ちからの発言であった。そこで，手術が必ずしも家族に迷惑をかけることにつながらないことを説明し，Eさんの真の希望を改めて考えることを提案した。

③ 家族の不安への対処（ABC分析）

一方で，長女が強硬に手術を勧める理由を確認した。長女は，父親が亡くなることを考えると悲しく寂しいと話した。以下，セリグマンのABC分析*で考えてみる。

人間は逆境（A：adversity）に直面した際に，ネガティブな感情や適切とはいえない行動（C：consequence）をとってしまうことがある。本事例でみると，A（父親の死）からC（悲しい，寂しい）が生じ，そしてAとCの間には何らかの思考や信念（B：belief）が存在する。ABC分析では，人が表出する感情や行動は逆境が直接作用しているわけではなく，逆境に対する自らの思考や信念が感情や行動をつくり出し，この信念や思考を変えることがレジリエンスの本質であるとしている[6]。

長女が強硬に父親に手術を勧める行動の裏には，強い喪失感がある。しかし，看護師は長女との会話のなかで，単なる喪失感だけでなく，より深い思考や信念があることに気がついた。「父親に長生きしてもらいたい」という思いの奥底には，これまで恩返しできなかったという心苦しさがあった。長女は都心の大学に進学し，就職して仕事に打ち込んできた。仕事一筋で地方に住む親へ恩返しできなかった自分を情けなく思い，今さらながら親の大切さに気づいてその時間を取り戻そうとしていた。喪失感の裏には，親孝行をすることで自身の罪悪感を解消したいという心理が推察できた。

看護師は長女の考え方を否定せず，親孝行の方法として親の望む生き方をサポートするという方法もあることを伝えた。そして，より多面的に自分の思いや親子関係をとらえることができる機会を設け，最終的に皆が納得した過ごし方につながるよう支援していった。

---

* ABC分析：アメリカの心理学者マーティン・セリグマン（Martin Seligman）が創設したポジティブ心理学の思考法の一つで，レジリエンス（resilience：困難や逆境に対処する力）を向上させるために，逆境（A：adversity），思考や信念（B：belief），結果（C：consequence）から自己分析をする手法。

Eさんは手術を受けなかったが，その後も急変することなく経過している。活動度は少しずつ低下しているが，長女は父親の選択を受け入れて支えている。しかし，互いに各々の葛藤が残っている可能性もあり，病状をみながら対話を重ね，方向性を微調整していくことになる。

　心不全はいつ急変するかわからず，突然死に至る可能性もあり得る。経過のなかで繰り返し価値観を確認することが心不全のACPの一つの形と考える。

文　献

1）総務省消防庁（2019）．平成30年版 救急・救助の現況．Ⅰ救急編．
　　<https://www.fdma.go.jp/publication/rescue/items/kkkg_h30_01_kyukyu.pdf>[2020. May 23]
2）厚生労働省（2017）．第4回心血管疾患に係るワーキンググループ．資料2．心血管疾患の医療提供体制のイメージ．
　　<https://www.mhlw.go.jp/file/05-Shingikai-10901000-Kenkoukyoku-Soumuka/0000165484.pdf>[2020. May 23]
3）日本循環器学会，日本心不全学会，日本胸部外科学会，他（2018）．急性・慢性心不全診療ガイドライン（2017年改訂版）．
　　<http://www.j-circ.or.jp/guideline/pdf/JCS2017_tsutsui_h.pdf>[2020. May 23]
4）日本循環器学会，日本胸部外科学会，日本血管外科学会，他（2020）．弁膜症治療のガイドライン（2020年改訂版）．
　　<https://www.j-circ.or.jp/cms/wp-content/uploads/2020/04/JCS2020_Izumi_Eishi.pdf>[2020. May 23]
5）厚生労働省（2019）．平成30年簡易生命表の概況．主な年齢の平均余命．
　　<https://www.mhlw.go.jp/toukei/saikin/hw/life/life18/dl/life18-15.pdf>[2020. May 23]
6）Reivich K, Shatté A（2003）/宇野カオリ（訳）（2015）．レジリエンスの教科書——逆境をはね返す世界最強トレーニング．草思社，p.74-114.

呼吸不全ケア領域

1 呼吸不全を抱える患者のACPの特徴

1 | 経過とその特徴

▶病状が緩やかに進行するため，予後の見通しが立てにくい

▶増悪を繰り返した後，呼吸機能が回復せず死に至る

▶CO_2ナルコーシスによって意識レベルが低下し，意思決定能力が低下することがある

　慢性閉塞性肺疾患（chronic obstructive pulmonary disease：COPD）などの呼吸不全は慢性の経過をたどるが，呼吸器感染症を契機に生命の危機的状態に陥るほどの増悪を繰り返す。増悪時は，ハイフローセラピーや非侵襲的な陽圧換気（NPPV），気管挿管，人工呼吸器装着などにより回復することも多く，余命を推定することが困難である。

2 | ACPの特徴

▶急な増悪を繰り返すが回復することも多く緩徐に進行するため，終末期の判定，緩和ケアへの移行の見きわめが難しい

▶呼吸困難から死への恐怖を抱き抑うつ状態になることがあるため，精神面の負担を考慮する

▶増悪を繰り返し，徐々に病状が進行していくなかで，在宅酸素療法（HOT）や在宅NPPVなどの導入を意思決定する

3 | 経過のなかでどのような意思決定を迫られるのか

(1) 在宅酸素療法（HOT）の導入時

▶HOTが必要なほどに呼吸状態が悪化している現状を受け止め，将来どうありたいのか，どのように生きていきたいのかを考える機会とする

　COPDでは病期分類Ⅲ〜Ⅳ期で導入となるが，HOTに関して「酸素療法を始めたら死

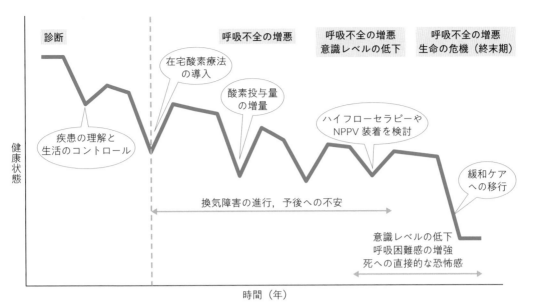

図4-1 **病状のプロセスとACPのタイミング**

が近い」「酸素チューブをつけて出歩くのはかっこ悪い」などのイメージが先行している
ことがある。HOTの必要性を理解し，酸素を投与すると呼吸が楽になると実感していて
も，マイナスのイメージにより導入を拒否することがある。COPDは不可逆性の疾患であ
り，半永久的に酸素療法が必要であることを患者・家族が十分理解したうえで導入する。

（2）増悪を繰り返している時期

▶**呼吸不全の増悪時にハイフローセラピーやNPPVの装着を検討する**

　増悪を繰り返すたびに徐々に呼吸機能が低下し，酸素投与量が増えていく。ハイフロー
セラピーやNPPVの装着を検討するうえで，患者が今後どのように人生を過ごしたいかに
ついて，キーパーソンがいる場面で気持ちを引き出すようかかわり，予後について考える
場を設ける。

（3）終末期

▶**気管挿管や人工呼吸器装着後に起こり得るリスクや経過などを理解したうえで，患**
　者・家族がどこまでの治療を望むのか意思決定が必要となる

▶**COPDの終末期では特に呼吸困難感への援助が重要であるため，モルヒネなどの**
　オピオイドの使用について意向を確認する

2 **呼吸不全を抱える患者のACP支援のポイント**

1 ｜ 支援のタイミングと対象

▶**HOT導入時，患者・家族（介護者）に導入の必要性とデバイスの使用方法を説明**
　し，継続的にHOTが必要であることを理解してもらう

▶**増悪時に，患者・家族へ生命の危機に陥るリスクと回復後の予後について説明する**

▶CO$_2$ナルコーシスなどで意識レベルの低下を認めたときは，家族にNPPVの装着とリスクについて説明し，代理意思決定を支援する

▶終末期には，緩和ケアへの移行について患者・家族の意思決定を支援する

2 ｜ ACP支援のポイント

（1）在宅酸素療法（HOT）の導入時

▶酸素療法のデバイスについて患者・家族の受け止め方を把握したうえでACPを進める

▶HOTの導入について拒否感がある場合は，生活習慣などを聞き取りながら，疾患についての理解度を確認する

▶患者自身が将来どのように過ごしたいかなどについて，家族を交えて話し合う場を設け，患者の心の奥にある思いを引き出す

死はこの段階では差し迫ってはいないが，患者が自分自身と深く向き合い，気持ちを表出でき，そこから患者にかかわる全員で考えていけるようなACPが求められる。

（2）増悪を繰り返している時期

▶症状が安定し退院の目途が立ったときや，訪問診療などの導入を検討するタイミングに合わせてACPを進めていく

▶意識レベルの低下を認めたときは，予測的判断に基づく代理意思決定を支援する

ハイフローセラピーやNPPVの装着により呼吸状態が改善することもあるが，呼吸機能が回復せず，酸素投与量を増量したまま退院することも多い。増悪を再び起こさないことが予後に直結することや，増悪時には生命の危機的状態に陥るリスクがあることなどを説明し，十分なACPが必要である。

患者の意識レベルが低下し判断能力がない場合は，HOT導入時や増悪時の患者の訴えや希望から，患者が望むと思われること（予測的判断）を拠りどころとし，医療者と家族が十分に話し合ったうえで意思決定する。

（3）終末期

▶酸素投与量の調整やステロイドパルス療法などの薬物療法などを並行して行いながら，緩和ケアへ移行するかを判断する

▶治療による効果が乏しく，著しい呼吸困難の増強があるときなどは，早期にモルヒネなどのオピオイドの投与を検討する

緩和ケアへ移行する場合は，患者・家族と十分な話し合いのうえで意思決定を支援する。

---

* ステロイドパルス療法：大量のプレドニゾロンを短期間投与する治療法。急速に進行する間質性肺炎で呼吸不全を呈する場合に用いられる。

3 呼吸不全を抱える患者のACP事例

👤 抑うつ状態のCOPD患者に，気持ちの整理が行えるようにかかわったACP支援

❶ 患者プロフィール

Fさん，77歳，男性。COPD，心房細動，肺高血圧症。妻（70歳）と2人暮らし。

❷ 経　過

① 診　断

Fさんは9年前にCOPDと診断された。6年前に対標準1秒量（% FEV_1）23.2％に対して HOTを安静時1L，労作時2Lの流量で導入している。Fさんは社交的で明るい性格のため， 地域のHOTの家族会にも積極的に参加し，HOTを使用している患者との交流をもってい た。交流の場では「この先の人生を明るく過ごしたい」と語っていた。

② 呼吸不全の増悪による入院

Fさんは，呼吸不全の増悪で4回入院している。

2年前と4年前の入院の際にはCO_2ナルコーシスが出現したため，NPPVを施行した。再 度の増悪の可能性について説明すると，「機械に呼吸を助けてもらうようではもうだめ だ」「苦しまず眠るように死にたい」などの発言もあった。うつ症状もみられたため，リ エゾン精神看護専門看護師が介入し，予後に対して話し合った。その場ではFさんは「悔 いのない人生だった」「最後に妻へ感謝の気持ちを伝えないとね」と明るく語った。

本年1月の入院時には酸素投与量の増量が必要であった。Fさんは「もう先は短いかも しれない」「妻も介護が大変だ」など不安を訴えた。夜間に不安の訴えが多かったため， 抗不安薬が投与された。酸素投与量を安静時3L，労作時4Lへ増量し，自宅退院となった。

本年3月に呼吸困難感の増強を主訴に救急外来を受診し，心不全，COPD増悪の診断に て再入院となった。入院時に酸素は5Lへ増量したが，会話などの軽労作時に経皮的酸素 飽和度（SpO_2）が70％台に低下するため，排泄は床上便器を使用し，なるべく安静が保 てるよう工夫した。動脈血二酸化炭素分圧（$PaCO_2$）は70mmHg台と高めであったが，そ れより上昇することはなく，意識障害なども認めなかったため，NPPVは使用せず経過し た。心不全に対しては利尿薬を投与し，酸素投与量を調整した。理学療法士が呼吸補助と 筋力維持のためのリハビリテーションを行ったが，臥床状態での下肢の運動でさえも呼吸 困難感が増強し，SpO_2が70％台へ低下した。主治医は自宅退院は困難と判断し転院を勧 めたが，Fさんの強い希望で訪問診療，訪問看護を導入し自宅へ退院する方針となった。

6年前のHOT導入時から妻が介護をしており，妻をサポートする人がいないものの，訪 問看護などの導入により自宅での介護上の問題は特になかった。酸素投与量は経鼻にて 6Lとし，食事以外はほぼ臥床して過ごした。抗不安薬を内服していたが，呼吸困難感の 増強に伴い，頻繁に不安を訴えるようになったため，Fさんは妻と相談のうえ，精神科を 受診し，向精神薬を調整した。受診にはリエゾン精神看護専門看護師も同席した。退院に 向けて自宅へのベッドの搬入など介護用品も整え，退院日も決定していたが，退院当日に

呼吸困難感が増強し，本人の強い希望で退院を延期した。

　呼吸困難感の増強はあったものの，呼吸状態やバイタルサインに明らかな変化はなかったため，酸素量は経鼻にて6Lで継続とした。安静時のSpO$_2$は90％前後，食事などの労作時は80％台前半で経過した。床上でのリハビリテーションを継続し，食事はベッド上座位，それ以外は終日のほとんどを臥床で過ごした。日を追うごとに食事摂取量が低下し，衰弱する様子があったが意識レベルは清明であった。「死ぬ前に家に帰りたい」「死ぬときはもっと呼吸が苦しくなるの？」など，死についての言動が多く聞かれるようになった。リエゾン精神看護専門看護師が毎日患者と話をし，気持ちを表出できるよう介入した。

④ 意識レベルの低下，終末期

　夜間の尿器使用後から呼吸困難感の増強を認め，SpO$_2$は80％台半ばから上昇しなくなったため，徐々に酸素投与量を上げ，リザーバーマスクにて10Lまで増量し，ステロイドパルス療法を行った。このときは意識レベルの変化はなかった。4日後の夕方から再度呼吸困難感が増強し，意識レベルが低下したため，酸素をリザーバーマスクにて15Lまで増量した。主治医から急変の可能性と，CO$_2$ナルコーシスに対するNPPVの装着についてFさんと妻へ説明があった。病棟看護師とリエゾン精神看護専門看護師も同席した。装着により意識が回復する可能性があることを伝えたが，妻は「もう苦しいこと，本人が嫌がっていたことはしたくない」と言い，NPPVは装着せず，DNAR*とし，緩和ケアへ移行することとなった。説明後，呼吸困難感に対してはモルヒネ注射の持続投与を開始した。

　傾眠傾向で経過し，覚醒した際には「喉が渇いた」などの発語もあった。覚醒時に呼吸困難感の訴えがあったため，1日2回程度，モルヒネ注のレスキュー投与を行った。投与後は「少しいいね」と話し，表情も穏やかになり入眠した。意識レベルは徐々に低下し，妻の見守りのもと4日後の夜間に亡くなった。

❸ 経過のどの時点で，どのような意思決定が必要になったか

① NPPVの装着時

　2年前と4年前の入院でNPPV装着の際に，装着後も呼吸状態が改善しない場合の侵襲的処置（気管挿管，人工呼吸器，気管切開）についてACPが必要となった。

② 全身状態の改善時（退院時）

　COPDは緩徐に進行するため，全身状態が改善し退院について目途が立ったときなどは，ACPを進めるよいタイミングである。

③ 終末期

　酸素を10Lに増量した時点では，症状の改善を期待したステロイドパルス療法などの治療も行っており，緩和ケアへ移行するべきか，治療の効果を数日待つべきか判断が難しい状態であったといえる。

　呼吸不全患者の終末期ケアは，がん患者に比べてこれまで注目されることが少なかった。呼吸困難感に対してモルヒネやオピオイドの投与はエビデンスがある[1]ことは一般的

---

* DNAR（do not attempt resuscitation：蘇生措置拒否）：2000年のアメリカ心臓協会（AHA）のガイドラインで，DNR（do not resuscitation）に替わってDNARの使用が推奨された。蘇生に成功することがそう多くないなかで，蘇生のための処置を試みないという意味を含んでおり，蘇生の可能性がない患者に対して使用される。

に理解されているが，予後予測が困難なこともあって，ACPがなかなか有効に実践できていない現状があった。ここ数年，ACPの理解が急速に進むなかで，がん以外の患者の終末期ケア，緩和ケアにも注目が集まっている。「COPD（慢性閉塞性肺疾患）診断と治療のためのガイドライン2018」のなかにも，終末期の意思決定支援について追記されている。

❹ ACP支援内容

① NPPVの装着時

2年前と4年前の2回の入院とも，NPPV装着だけで改善に向かったが，仮に侵襲的な処置が必要となった場合，COPD患者は人工呼吸器からの離脱や抜管が困難なことが多い。そのため，Fさんと妻に予後を含め必要な処置を行うことの重要性を説明し，同意を得た。

② 全身状態の改善時（退院時）

NPPV装着によって回復後，今回の入院のエピソードを振り返りながら，今後の増悪時の対応について意向を確認した。Fさんと妻は共にNPPVは装着したくないことと，できるだけ長く自宅で生活したいとの希望を語った。

③ 終末期

最後となった入院でも妻は回復を信じており，医療者も治療の効果を期待しながら治療にあたり，一方で緩和ケアへの移行も念頭に置いて状態の変化を観察した。

呼吸状態の悪化時に，Fさんと妻へ急変時の対応と緩和ケアについて説明した。Fさんは意識レベルの低下と呼吸困難のため，説明の内容が正確に理解できていないようであった。妻は前回の入院で人工呼吸器や気管切開について説明を受けていたため，「機械の装着は最小限にして，呼吸困難感が軽減するようにお願いしたい」と話し，悩みながらも積極的な治療は求めず，緩和ケアへの移行を選択した。説明後，速やかにモルヒネが投与されたため，呼吸困難感が増強することなく，穏やかな看取りを迎えることができた。

FさんはCOPDと診断されてから9年後に亡くなっている。呼吸不全の増悪を繰り返したが，丁寧な診療とケアで退院することができた。かかわるスタッフ全員がACPを念頭に置いて介入したわけではなかったが，話し合いを重ねるなかでFさんと妻の心の底にある本当の気持ちを引き出し，エンドオブライフでFさんが何を行いたいのかがくみ取れるよう意識してかかわった。チームでACPを展開するには，患者自身も気づいていない思いにアプローチできるように，ACPについての知識を深めていく必要がある。

文　献

1) 日本呼吸器学会COPDガイドライン第5版作成委員会（編）（2018）．COPD（慢性閉塞性肺疾患）診断と治療のためのガイドライン2018．第5版．メディカルレビュー社．

2) 河内文雄，巽浩一郎，長谷川智子（編）（2016）．一歩先のCOPDケア—さあ始めよう，患者のための集学的アプローチ．医学書院．

3) 角田ますみ（編）（2019）．患者・家族に寄り添うアドバンス・ケア・プランニング—医療・介護・福祉・地域みんなで支える意思決定のための実践ガイド．メヂカルフレンド社．

4) 津田徹，平原佐斗司（編）（2017）．非がん性呼吸器疾患の緩和ケア—全ての人にエンドオブライフケアの光を！．南山堂．

5 慢性腎臓病ケア領域

1 慢性腎臓病を抱える患者のACPの特徴

1 | 経過とその特徴

▶ **慢性腎臓病（CKD）*は進行すると末期腎不全に至り，長期にわたる療養生活を送ることになる**

▶ **治療は透析療法や腎移植など限られた選択肢しかない**

▶ **心不全や脳血管障害などの合併によって突然死を迎える場合も少なくない**

慢性腎臓病は腎障害や腎機能の低下が持続する疾患で，自覚症状のない段階から徐々に進行し，数年～数十年にわたる療養生活を経て末期腎不全に至る。腎不全の治療は，治すための治療ではなく，悪化を遅らせるための治療や自己管理が中心となる。末期腎不全では，腎機能の代替療法である透析療法か腎移植を選択せざるを得ず，患者の望まない選択肢しか残されていない状況となる。

2 | ACPの特徴

▶ **ACP介入の適切なタイミングが計りにくく，後回しになりがちである**

▶ **療養期間が長期にわたるため，患者・家族の意向をつかみにくい**

▶ **自己管理や透析療法が負担となり，前向きにとらえにくい**

療養期間が長期にわたるため，ACP介入の適切なタイミングが計りにくく，いつ，誰が，何を，どこで行うかなどの判断が難しい。患者は完治が見込めない状況のなかで，最期について考えることを避ける傾向もみられる。長期の療養生活のなかで代理意思決定者が病気になるなど，人間関係や状況が変化して意向が変わることも少なくない。

自己管理では，どうしたいかという意向よりも，すべきことが優先される。適切な自己

---

* 慢性腎臓病（chronic kidney disease：CKD）の定義 [1]：①，②のいずれか，または両方が3か月以上持続することで診断する。
①尿異常，画像診断，血液，病理で腎障害の存在が明らか，特に0.15g/gCr以上の蛋白尿（30mg/gCr以上のアルブミン尿）の存在が重要。
② GFR＜60mL/分/1.73m^2　　※ GFR（glomerular filtration rate：糸球体濾過量）

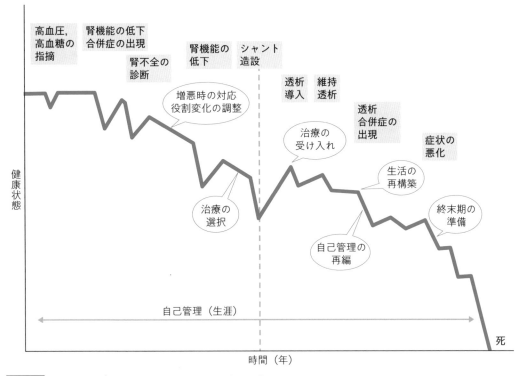

図5-1 病状のプロセスとACPのタイミング

管理ができなかったせいで悪化または透析に至ったととらえてしまうと，自分の存在価値を否定し，今後の生活を前向きに検討することが難しくなる。

3 | 経過のなかでどのような意思決定を迫られるのか

▶自己管理について，生活に何をどのように取り込むかという選択

▶仕事や家族関係の役割変化に伴う調整や修正のための意思決定

▶透析療法開始に伴うシャント造設や透析療法導入の可否や時期，透析開始後の生活の再構築などに関する意思決定

▶症状の増悪や急変時に，誰にどう対処してほしいかという意思決定

▶終末期の過ごし方や，どこまで透析や延命処置を続けるかなど，最期を迎える準備

2 慢性腎臓病を抱える患者のACP支援のポイント

1 | 支援のタイミング

▶病期によって適切なタイミングを計る

▶初診やシャント作成時など初回介入時を最大の好機ととらえる

▶病状の進行により，次の段階の治療の説明や自己管理内容などを検討する

▶維持透析期に終末期の準備に向けて話し合うきっかけをつくる

表5-1 **慢性腎臓病（CKD）の重症度分類（CKD診療ガイド2012）**

原疾患	蛋白尿区分		A1	A2	A3
糖尿病	尿アルブミン定量（mg/日）尿アルブミン /Cr 比（mg/gCr）		正常	微量アルブミン尿	顕性アルブミン尿
			30 未満	30 ～ 299	300 以上
高血圧腎炎多発性嚢胞腎移植腎不明その他	尿蛋白定量（g/日）尿蛋白 /Cr 比（g/gCr）		正常	軽度蛋白尿	高度蛋白尿
			0.15 未満	0.15 ～ 0.49	0.50 以上
GFR 区分（mL/分/1.73m²）	G1	正常または高値	≧ 90		
	G2	正常または軽度低下	60 ～ 89		
	G3a	軽度～中等度低下	45 ～ 59		
	G3b	中等度～高度低下	30 ～ 44		
	G4	高度低下	15 ～ 29		
	G5	末期腎不全（ESKD）	< 15		

重症度は原疾患・GFR 区分・蛋白尿区分を合わせたステージにより評価する。CKD の重症度は死亡，末期腎不全，心血管死発症のリスクを □ のステージを基準に，□，■，■ の順にステージが上昇するほどリスクは上昇する。　　　　　（KDIGO CKD guideline 2012 を日本人用に改変）

CKD：chronic kidney disease, GFR：glomerular filtration rate（糸球体濾過量），ESKD：end-stage kidney disease
日本腎臓学会編（2018）．エビデンスに基づく CKD 診療ガイドライン 2018. 東京医学社．より引用

　ACPは，健康状態や患者の生活状況が変わるごとに繰り返し行う必要があり[2]，慢性腎臓病の重症度分類（表5-1）[1]に沿って，意思決定支援のタイミングを考える。

　長期にわたる療養生活が必要な腎不全患者・家族にとって，初回介入時はショックを受けつつも健康や治療に対する関心が高まる重要な機会といえる。自覚症状もなく，健康だと思っていた自分に異常が起きたことを知るこの時点は，患者が今後の人生をどう生きたいか，そのために今をどうとらえ，どう選択していけばよいかについて考える好機である。初診，初回導入や教室参加などのタイミングを逃さず，きめ細やかな指導および対応が治療などの受け入れや自己管理にも影響することを念頭に置いてかかわる。

　病気が進行すると，「頑張ってきたのに」と気落ちし，ショックを受ける患者・家族も少なくないため，話し合いの準備ができているかなどに注意して支援する。

　退院時や在宅療養への移行時は，その後の生活に関する手続きや調整などやるべきことが多く，心身ともに余裕がない状況である。徐々に通常の生活に戻る維持透析期（安定期）に入り，週3回の透析を話のきっかけづくりをする好機ととらえて支援する。

2 ｜ 支援の対象

▶**患者，家族，周囲の人の三者に対し，意向を確認する**

　末期腎不全や尿毒症になると，特に高齢者では認知機能や意識レベルの低下から本人の意思確認が困難になる。患者の意思決定が可能な段階では，患者を中心としたうえで，長期の療養生活を見据え，家族など親しい人を交えて支援する。

3 ｜ ACP支援のポイント

▶**それぞれの時期できっかけをつくり，患者主体の話し合いをもつ**

▶患者の希望や大切にしたいことを引き出し，自分の意思や本心に目を向けられるよう支援する

▶治療や療養生活（自己管理）と，患者の希望や意向との折り合いをつける

▶代理意思決定者の必要性や，代理意思決定者の裁量の余地についての合意を得る

3 慢性腎臓病を抱える患者のACP事例

👤 事例1（初回介入時）：代理意思決定者である家族の意向が二転三転した腎不全患者への支援

❶ 患者プロフィール

Gさん，78歳，女性。10年前に夫を亡くしてから娘とその夫，孫2人と同居。これまで特に既往もなく，食事に留意し毎日散歩を欠かさないなど健康に気をつけて暮らしていた。

かぜが長引き，近医を受診し様子をみていたが，呼吸困難と意識レベルの低下があり入院となった。

❷ 経　過

入院後の検査で末期腎不全と診断され，家族の同意を得て緊急透析が行われた。ほかに大きな疾患はなく，透析によって順調に経過したが，Gさんは意思決定ができる状態ではないため，家族と透析療法を含む今後のことについて話し合う場を設けた。

家族は介護に積極的で，「透析でも何でも治療はすべて行ってほしい」「どんな状態になっても自宅に退院して家族で介護したい」と話した。また，「本人も日頃からできることなら家で死にたいと話していた」との内容から，自宅退院を決定した。

❸ 経過のどの時点で，どのような意思決定が必要になったか

その後，娘から面談の希望があり，「介護はできない」という訴えが聞かれた。理由は，「母は家族のことも何もわからなくなってしまった」「たとえ寝たきりになっても自宅で介護したいと思っていたが，今では別人のようになってしまい，介護する自信がない。施設に入所させたい」とのことであった。

❹ ACP支援内容

① 家族の思いの傾聴

家族の訴えのとおり施設入所の手続きを進めることもできたが，看護師はもう一度家族の思いを確認した。これまで健康であったGさんが突然倒れ，家族はこのままでは命にかかわると透析同意の選択を迫られ，介護もGさんのために頑張ろうとしていた。しかし，入院中にまったく別人のようになってしまったGさんを見てショックを受け，不安を感じていた。看護師は家族の語る思いに耳を傾け，最後に「皆さんが本当に望んでいることは？」と問いかけたところ，「以前のような穏やかなおばあちゃんに戻って，家に帰ってきてほしい」ということだった。

② 情報・選択肢の提示

家族の不安な思いを聞いた看護師は，まずは正確な情報の提示が必要と考えた。入院患

者，特に高齢者では，腎機能の低下に限らず手術などの大きな侵襲によって一時的に認知機能が低下することは珍しくないこと，認知機能が以前の状態に戻るという保証はないが，このまま施設に入所するよりも家族の働きかけがあったほうが戻りやすいこと，また1か月だけ自宅で様子をみて，難しいと判断してからでも施設入所を選択できることなどについて説明した。

③ 医療・福祉関係者との連携

家族は，「以前の状態に戻る可能性があるなら」と頻繁に病室を訪れ，Gさんに話しかけていたが，その働きかけはGさんの変化よりも家族の気持ちの変化につながった。Gさんは，訪問看護師やソーシャルワーカーと家族の連携によって自宅退院となった。

数か月後，娘は「以前とは違っても，母は母です。あのとき施設に入所させていたらずっと後悔していたと思います。今のような笑顔もみられなかったかもしれないと思うとぞっとします」と話した。

事例2（進行期）：自分の人生観と治療とのギャップが大きい患者へのACP支援

❶ 患者プロフィール

Hさん，60歳，男性。仕事はとび職で妻と2人暮らし。Hさんの父親は糖尿病性腎症，母親は脳梗塞で亡くなっている。娘（20歳）は自立し，隣県で会社員をしている。

Hさんは若い頃からお酒が好きで，40歳代で高血糖，50歳代で糖尿病性腎症を指摘されたが放置していた。家族には「太く，短く生きる」と話していた。

❷ 経　過

1年前，Hさんは路上で呼吸困難を起こして意識を消失し，救急搬送され緊急透析を行った。このときは数回の透析で寛解し退院となる。数か月後，再度救急搬送され透析を行った。医師から，腎機能の悪化により外来での維持透析が一生必要との説明を受け，Hさんは「透析を続けるくらいなら死んだほうがましだ」と怒り出し，自主退院し，その後は通院していない。

❸ 経過のどの時点で，どのような意思決定が必要になったか

Hさんは3度目の救急搬送となり，透析治療後に医師の説得を受け，週3回，外来での維持透析に同意した。しかし，たびたび通院しないこともあり，看護師は支援が必要と考えた。

❹ ACP支援内容

① 透析に対する思いの確認と対応

看護師は，Hさんが透析療法の利点に目を向けることで，心身両面のハードルを下げることが必要と考えた。そこで，「透析を受けた後で楽になったことはありませんか？」「どんな透析だったら受けてもいいと思いますか？」などと問いかけ，Hさんから「確かに体は楽になるな」という言葉を引き出した。また，Hさんが穿刺に恐怖感をもっていること，透析中に足先から鋭い痛みが起こることがわかった。

看護師は，穿刺にはポートを使用し，温罨法や足浴で足先の痛みを和らげるなど対応した。

② 主体的な自己管理を高める支援

看護師は，Hさんが今回の透析も含め，これまで自分の意向はすべて無視され，望まない選択肢から選ぶことを強制されてきたと感じていると推測し，治療の選択肢がないなかでも，自分が療養の主体であるという認識を高めることが大切であると考えた。看護師は，自己肯定感につながる「自分で決める」「自分で選択する」ことを，透析でも可能な限り尊重するよう支援した。

その結果，Hさんは「今日は水を飲まないで頑張った」「先のことはどうでもいい，考えたくないと思ってきたけれど，娘が結婚式に出てもらわないと困ると言うんだよ」と話し，笑顔が増えていった。

👤 事例3（維持透析期）：死を選択した腎硬化症患者への支援

❶ 患者プロフィール

Iさん，59歳，男性。会社員。真面目な性格で寡黙。妻と2人暮らし。息子は2人いるが，共に他県で会社員をしている。長男は結婚して娘（2歳）がいる。

❷ 経　過

Iさんは30歳代で高血圧を指摘され，40歳代で腎硬化症*と診断された。Iさんは診断については驚いていたが，特に自覚症状もないため徐々に気にしなくなっていた。

10年前にかぜをきっかけに腎機能が悪化した。2年前に糸球体濾過量（GFR）が15mL/分/1.73m^2，血清クレアチニン9.2mg/dLまで悪化し，末期腎不全の診断で医師から透析導入についての説明を受けた。Iさんは自己管理で頑張りたいと透析導入の延期を希望したが，その後，呼吸困難などの症状をきっかけに透析導入となった。

外来での維持透析に移行後も，Iさんは真面目に自己管理に取り組み，透析で看護師を煩わせることもなく，「良い患者さん」であった。しかし，Iさんは維持透析開始1年後に消息を絶ち，その後，山中で遺体となって発見された。

❸ 経過のどの時点で，どのような意思決定が必要であったか

Iさんが腎機能の低下で訪れた初診時に，疾患の受容と生活の再構築に向けた支援が必要であった。また，維持透析期には，Iさんの思いの表出を促し，Iさんが望む未来へと目を向ける支援が必要であった。

❹ ACP支援内容

自覚症状のない初期の段階で診断されショックを受けたとき，患者の多くは「これからどうなるのか」「どうすればよいのか」と医療者の意見に耳を傾ける。このような早い段階から，患者がこれからの人生をどう生きたいか，また疾患と付き合っていけるかについ

---

* 腎硬化症：高血圧の持続の結果生じた糸球体硬化，腎組織の線維化に基づく病態。長年にわたる高血圧の既往と尿所見に乏しい場合，除外的に診断されることが多い[3]。

て医療者と話し合うことが大切である。寡黙なIさんから，言葉を引き出すようなかかわりが必要であった。

　また，透析導入になったら家族も大変だという考えから，必死で自己管理を頑張ったIさんにとって，透析導入は敗北を意味した。Iさんは看護師に，「あれだけ頑張っても駄目だった」「努力が足りなかった」「家族の重荷になる」「生きている意味も価値もない」など，思いを表出していたが，看護師はその言葉の重さに気づくことができなかった。Iさんのつらい思いの表出を促し，思い詰めた心を和らげ，患者の希望や望みにつなげる支援を考える必要があった。

文　献

1）日本腎臓学会編（2018）．エビデンスに基づくCKD診療ガイドライン2018．東京医学社．
2）Sudore RL，Lum HD，You JJ，et al（2017）．Defining advance care planning for adults：A consensus definition from a multidisciplinary delphi panel．Journal of Pain and Symptom Management，53（5）：821-832．
3）日本腎臓学会編（2013）．エビデンスに基づくCKD診療ガイドライン2013．東京医学社．

6

神経難病ケア領域

1 ▶ 神経難病を抱える患者のACPの特徴

1 | 経過とその特徴

▶神経難病*の多くは根治療法がなく進行性であるが，予測の難しさ，不確実性，医療
依存度が高いなどの特性がある

▶進行性で，嚥下障害，コミュニケーション障害，運動機能障害などが起こり，疾患に
よっては生命維持に直結する呼吸が障害される

▶神経難病患者の多くは，入退院を繰り返しながら療養生活を送っている

　神経難病の一つである筋萎縮性側索硬化症（ALS）は，運動ニューロンが選択的かつ
進行性に脱落していく神経変性疾患で，徐々に筋力低下と筋萎縮をきたす。原因や機序は
不明で，治療法も見出されていない。嚥下や発語を含む随意運動が行えなくなり，呼吸筋
麻痺が起こるため，人工呼吸器を用いなければ2～5年以内（平均3.5年）に死に至る[1]。
ALSの発症および進行は，患者本人はもちろんのこと，介護を担う家族にも身体的，精
神的，社会的，経済的打撃を与え，在宅療養生活が破綻することもある。

2 | ACPの特徴

▶神経難病領域におけるACPでは，先取りして備えることと，時には先取りを横に置
き，患者や家族の念い*に徹底して寄り添うこととの間で舵を取り続けることが肝
要である

▶予測困難で不確実ではあるが進行性の疾患であるため，経過のなかで繰り返し話し

---

* 　神経難病：1950年代に発生したSMON（subacute myelo-optico-neuropathy：亜急性脊髄視神経ニューロパチー）が端緒となり，政策のなかで「難病」
　という用語が初めて使われた。1972年の難病対策要綱では，行政的に取り上げる疾病（特定疾患）が整理された。2014年には「難病の患者に対する医
　療等に関する法律」（難病法）が成立し，医療費助成の対象とする疾患は新たに指定難病とよばれることとなり，2020年現在で333疾病がその対象となっ
　ている。このうち，神経・筋疾患は疾患数も多く，運動，嚥下，呼吸など，日常生活を送るうえで必須となる身体機能が不可逆的に障害され，病気の進
　行に伴って障害はより重度になっていく。神経難病には，筋萎縮性側索硬化症（amyotrophic lateral sclerosis：ALS），パーキンソン病，多系統萎縮症，
　進行性核上性麻痺，多発性硬化症，脊髄小脳変性症，筋ジストロフィーなどがある。

* 　「念い」は「おもい」と読み，心にとめることや気持ち，心のなかの考えという意味がある。「思い」や「想い」より強い意志，信念，願望を表す。本項
　では，ACPにおいて肝となる個人の価値観や希望につながるものとして「念い」を用いる。

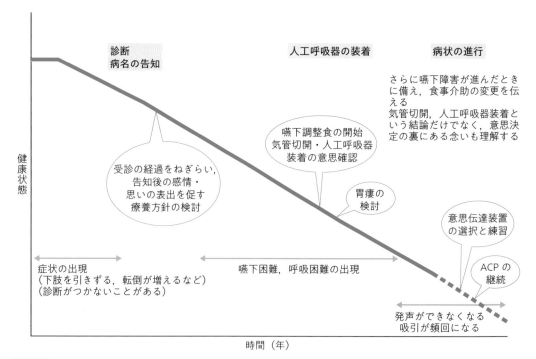

図6-1 **病状のプロセスとACPのタイミング**

合うことが必須である

　患者・家族は，心身の機能が徐々に失われていく過程において，迷いや怒り，抑うつなど様々な感情を経験する。神経難病患者とその家族は，「病者の機能低下と減退化」「"生きることを支える介護"がもたらす障害」「コントロール喪失の脅かし」のなかで生活しており[2]，主体性を保ち続けながら生活を営むことが困難になりやすい状況に置かれているといえる。

　人生の最終段階における医療・ケアの方針の決定手続きは，本人の意思の確認ができる場合は「時間の経過，心身の状態の変化，医学的評価の変更等に応じて本人の意思が変化しうるものであることから，医療・ケアチームにより，適切な情報の提供と説明がなされ，本人が自らの意思をその都度示し，伝えることができるような支援が行われることが必要である。この際，本人が自らの意思を伝えられない状態になる可能性があることから，家族等も含めて話し合いが繰り返し行われることも必要である」[3]とされている。

3 | 経過のなかでどのような意思決定を迫られるのか

(1) 診　断

▶**療養方針の検討が必要であるが，心理状態が不安定でACPの開始が難しいこともある**

　神経難病では，診断にたどり着くまでに数か月から数年を要していることが珍しくない[4]。患者・家族は病名がわからず見通しが立たないことに不安を抱き，今の状況を説明できる医師に出会えるまで訪ね歩き，民間療法を試すこともある。

診断が確定すると，悩んできた症状に説明が得られたことに安堵する一方で，難病で慢性進行性，治療法が未確立ということに衝撃を受け，混乱し怒りを抱く。神経難病患者としてACPが始まる時期であるが，不安定で揺れやすい心理状態にある。また，診断を求める経過のなかで苦悩した体験が未消化なままの場合には，ACPを始めること自体が難しいことも多い。

(2) 病名の告知

▶家族が先に告知を受けた場合，患者本人への告知に迷い，悩むことになる

「筋萎縮性側索硬化症診療ガイドライン2013」では，「特段の支障がないかぎり患者本人に病名告知をし，患者の同意を得て家族・主介護者も同席することが望ましい」[5]とされているが，過酷な内容であり，告知には高度なコミュニケーションスキルが必要とされる。本人がどのように病名を知るかについては，医師からのほか，書類やカルテ，本やインターネットからと情報の入手方法は様々であり，また日本では多くの場合，家族がまず知らされる，家族だけが知らされるという現実がある[6]。家族は情報を隠し，告知について迷い，どのように伝えるかで悩む。現代では，インターネットで検索すれば膨大な情報が得られるので，家族が隠していても本人がすでに調べているということもある。このように，神経難病では，病名告知にまつわる状況がケースによって大きく異なることを念頭に置きACPを進める。

(3) 人工呼吸器の装着

▶人工呼吸器の装着についての意思決定は，その後の療養生活にかかわる

人工呼吸器の装着については，意思決定の最たるものとして多く論じられている。「筋萎縮性側索硬化症診療ガイドライン2013」では，「気管内挿管や気管切開，気管切開下人工呼吸器など侵襲的な医療処置については差し控えることはできても，開始後の中止は困難なことが多いため，選択によるメリットとデメリット，選択しない場合の対処方法について十分な説明が必要」[5]とされている。

人工呼吸器装着の意思決定は，それで終わるのではなく，その判断に基づいた療養が続くということである[7]。また，装着する，しないを決めるにあたっては，患者本人の価値観，家族の価値観，そして医療者も含めた周囲の人の価値観が影響し合い，葛藤が起こる。この葛藤を整理して，どちらを選択してもこれまでどおりのケアを受けることができるような環境を提供し，選び取ってもらうことが重要である。

(4) 病状の進行

▶進行に伴って様々な障害が生じるため，患者・家族は対処法や介助法を選択していく必要がある

たとえば，コミュニケーション障害が生じると，患者は意思疎通ができなくなり不安や恐怖，苛立ちを感じ，抑うつ状態に陥ることもある。また，嚥下障害が生じると，口から食べたい患者と誤嚥を避けたい医療者側との間でジレンマが生じることもある。患者が先行きの見えない不確かな状況に置かれていることを理解し，効果的とはいえない対処法（コーピング）をとっていたとしても，いったんは受け止め，徐々にすり合わせをしていく。

2 　神経難病を抱える患者のACP支援のポイント

1 ｜ 支援のタイミングと対象

▶診断，病名の告知では，患者・家族（介護者）の不安定な心理状態に配慮し，まずは感情や思いの表出を促す

▶人工呼吸器の装着では，結論だけでなく，患者・家族の意思決定の裏にある思いを理解する

▶病状の進行に備え，家族（介助者）に介助方法の変更を伝えておく

2 ｜ ACP支援のポイント

▶エンドオブライフに関する話し合いに役立つ一般的助言「PREPARED」では，ACPを推進するうえで重要となる8つの要素を示している（表6-1）[8]

以下，「PREPARED」の8つの要素を用いて支援のポイントを述べる。

（1）診　断

▶受診の経過をねぎらう（R：患者との関係性を構築する）

　患者のなかには，かかりつけ医，耳鼻科，脳外科，総合病院の整形外科，内科，神経内科を巡り，確定診断のためにさらに別の病院に検査入院した末に診断・告知に至る場合もある。患者・家族がたらい回しにされていると感じ，医療者への不信感を抱いたとしても不思議ではない。ACPは確定診断された病院で開始されることが多いが，医療者への不信感から心を閉ざし，怒りを表出する場合もある。患者からそのような感情をぶつけられた場合，患者がこれまで病みの軌跡[9]を経て今に至っていると受け止め，受診の経過をねぎらう。これが患者との関係性を構築する第一歩となる。

（2）病名の告知

▶正確な情報を伝え，少しずつ念（おも）いを引き出す（R：現実的な願い）

　前述したように，特別な事情がないかぎり患者本人に病名を告知し，患者の同意を得て家族（介護者）も同席することが望ましいが，患者・家族の病気の受け止めの段階は様々である。家族が先に告知されている場合は，患者と家族とで受け止め状況が違うことを踏

表6-1 　「PREPARED」の8つの要素

P：Prepare for the discussion	できれば話し合いの準備をする
R：Relate to the person	患者との関係性を構築する
E：Elicit patient and caregiver preferences	患者・介護者の意向を聞き出す
P：Provide information	患者・家族両方の個別のニーズに合わせた情報を提供する
A：Acknowledge emotions and concerns	感情と気がかりを受け入れる
R：Realistic hope	現実的な願い
E：Encourage questions	質問と詳しい話し合いを促す
D：Document	記録に残す

Clayton JM, Hancock KM, Butow PN, et al（2007）. Clinical practice guidelines for communicating prognosis and end-of-life issues with adults in the advanced stages of a life-limiting illness, and their caregivers. Medical Journal of Australia, 186（12 Suppl）：S77-S105. より引用

まえて支援する。また，インターネットなどで簡単に情報が入手できるようになった昨今では，患者・家族が誤って理解している場合もあることに留意する。

　神経難病の告知は内容が過酷であるが，患者に誤った期待を抱かせるような情報を伝えてはいけない。医師がどのような言葉を選び，どの程度の内容を伝えるかによって患者・家族の受け止めは違ってくるが，何よりも正確な情報を伝えることが重要である。

　告知後，患者・家族は，ショックを受け，怒り，落胆する。回復への期待を絶たれ，深く悲しみ，生活の見通しが立たなくなり，途方に暮れる。看護師はそのような心理状態を理解したうえで揺れる思いに寄り添う。また，医師の話をどの程度理解できたかを確認し，本人のなかにある念い，たとえば「あと10年は元気で働きたかった」「子どもの成長をそばで見ていたい」などを少しずつ引き出していく。それらは，患者の価値観や希望を知るきっかけとなり，意思決定の最初のステップである意思形成につながっていく。

（3）人工呼吸器の装着

▶人工呼吸器装着について繰り返し話し合う（P：患者・家族両方の個別のニーズに合わせた情報を提供する）

　人工呼吸器装着の選択において，装着しない理由としては「家族に迷惑をかける」「呼吸器を付けてまで生きたくない」というものがあり，装着する理由としては「孫の成長を見守りたい」「生きていたい」「家に帰りたい」があり，葛藤のなかで揺れ動いていることがわかる[7]。生命に直結する決断であるが，どちらを選択してもその状況での最良の医療やケアを提供することを保証する。

　いったん方針が決定しても，病の局面が変わった際には再確認する機会を設ける。このときには，専門用語を使わずわかりやすい表現を心がける。

（4）病状の進行

▶タイミングを見計らう（A：感情と気がかりを受け入れる）

▶介護負担を考慮する

　病状の進行に伴って，運動，嚥下，コミュニケーション，呼吸など様々な障害が生じる。患者・家族は長期にわたって生活を変更していき，新たなケア方法を習得し続けることが求められる。医療者は機能低下に備えて早めに準備することを勧めがちであるが，患者が自身の機能低下を認めることはつらいものであり，その抵抗感と現実との間で身動きがとれない状況へと追い込むことになりかねない。患者と介護者の恐怖心や気がかりなど感情面の反応を探り，受け入れながら，タイミングを見計らって話を切り出す。

　病状の進行に伴い，介護負担が大きくなることは避けられない。筋ジストロフィーの家族への調査[10] によると，介護を担う家族は，一般主婦の生活必需時間の25％，社会行動時間の50％，自由な行動時間の40％を削ってケアの時間にあてている。ACPは患者を主語に展開されるが，神経難病では取り巻く環境，特に在宅での介護負担も議題に盛り込むことが，結果的には患者と家族が共にある生活を維持することにつながる。

👤 壮年期に発症し，気管切開，人工呼吸器装着を望まないALS患者へのACP支援

❶ 患者プロフィール

Jさん，50歳，男性。ALS。会社勤めで一人暮らしをしていたが，ALS発症後，実家に戻り両親（70歳代前半）との3人暮らし。Jさんにきょうだいはいない。

❷ 経 過

Jさんは2年前に右下肢を引きずるようになり，整形外科を受診したが問題はないと言われる。

1年前の2月に通勤中に自転車で転倒し，左下肢の力の入りづらさを自覚する。

同年4月に両上肢の力の入りづらさを自覚し，脳神経外科を受診後，神経内科を紹介され，検査入院し，ALSと診断される。Jさんと両親に告知され，2か月後，実家へ退院する。仕事は退職した。

同年12月に2回目の入院。食事は嚥下調整食で，飲水はとろみなし。唯一の楽しみである煙草は火をつけるのを介助する。気管切開は行わないと言い，日本の法律が変わらない限り，人工呼吸器は付けないとの意向を示す。胃瘻を希望し造設する。

本年6月に3回目の入院。構音障害が進み，発声ができなくなる。嚥下調整食で胃瘻と併用する。むせが目立つようになり，吸引が頻回になる。気管切開は行わない，人工呼吸器は装着しないという方針は変わらない。

❸ 経過のどの時点で，どのような意思決定が必要になったか

病名告知では，今後の療養場所と療養方法などについて意思決定が必要となった。呼吸困難や嚥下困難など病状が進行した際に，人工呼吸器の装着についての意思を確認し，母親へ食事形態の変更に伴う介助方法を指導した。さらに病状が進行した場合（呼吸筋麻痺や閉じ込め症候群*）の治療方針について確認した。経口摂取が難しく吸引が必要となったときに，療養場所と療養方法について再度検討した。

❹ ACP支援内容

① 告知後の感情の受け止め，念いの表出を促す

診断前の検査入院で，Jさんは受け答えは穏やかだが言葉は少なく，表情は暗かった。検査の結果，ALSと診断され，Jさんと両親に告知された。Jさんは，大学卒業後，保守管理担当者として機械のメンテナンスを行っており，夜勤もしていた。最初に受診した整形外科では，自分が感じている体の異変に納得できるような説明が得られず，「異常はないと言われても喜べなかった」と苦しかった胸の内を話した。自転車で転倒してからは，夜勤は体力的に不安を感じていた。

病名告知後は，「やっぱりという気持ちとショックとで先生の話が頭に入ってこなかっ

---

*　閉じ込め症候群（locked-in syndrome）：橋腹側の障害によって，意識がはっきりしているにもかかわらず，四肢麻痺，水平眼球運動障害，嚥下障害，顔面麻痺を呈した状態。ALSで意識清明，完全四肢麻痺，発語不能の状態に対し "totally locked-in state" という呼称もある。

た」と話し，「20年以上，同じ会社に勤めてきたのに辞めなきゃいけないのかな」と涙声になった。看護師が「ここに来られるまでの間にも不安で苦しい時期があったんですね。医師からの話は，またお伝えすることができますし，これからのことは一緒に考えていきましょう」と伝えると，「ありがとう。親も年だからあまり相談できなかったんだ」と話した。そして「親には迷惑をかけたくないけれど，独り身なので親に頼るしかない。一度は実家に戻って生活したい」と，気持ちが揺れながらも療養方針を固めた。

② 食事介助の変更についての説明

　自宅療養中は，母親がJさんの食事を作っている。全粥や副菜を刻むなどで対応していたが，徐々に噛む力が弱り，飲み込むのにも時間がかかるようになってきた。管理栄養士からの指導の機会を設定し，きざみ食からミキサー食への変更が自宅で可能かを評価した。看護師は，今後，進行した場合の状況と対応方法についてもあらかじめ伝えることが望ましいと考えた。病状悪化を認めることはつらいが，進行が速いと備えが追いつかず，病に圧倒されてしまう状況になりかねない。そうなるとACPどころか，日々の生活が立ち行かなくなり，Jさんにとっても家族にとってもつらい時間となる。進行が予測される場合は，介護者に早めに伝えて準備することで，Jさんの意向に沿える可能性が広がり，意向がかなえられたことの相互作用により介護者の達成感も高まる。

③ 人工呼吸器装着に対する考えの理解

　医師から気管切開，人工呼吸器装着についての説明を受け，Jさんは「気管切開はしない。人工呼吸器は装着しない」「親も年だし，これ以上迷惑をかけたくない」との意向を示した。

　前述した「PREPARED」の「E：質問と詳しい話し合いを促す」として，Jさんが病気をどのようにとらえているか，医師の説明をどのように理解しているかを確認し，正しい理解については強化し，誤っている点については再度医師からの説明の場を設定するなどして修正し，曖昧な部分については補足の説明を行う。念いは，語りのなかに散りばめられており，話すことで形づくられてくるため，繰り返し語れるよう聴く姿勢が重要となる。

　看護師は，ケアや喫煙の見守りの際などに会話を重ねた。Jさんは，「10代は親に反抗して迷惑をかけた。今は自立しているが，孫の顔を見せられなかったのは申し訳ないと思っている。親より先に死ぬことも本当に申し訳ないと思っているが，親もそれぞれ病院通いをしているし，良くならないのであればこれ以上親の負担になりたくない。職場で盛大に送別会をやってくれて，少しずつ気持ちの整理がついてきた」「振り返ってみると，結構，親子で仲良くやってきたと思う。親には感謝の気持ちがある。この病気についてインターネットで調べて，呼吸器を付けている人の活動も見たが，私はそこまでは望まない。親より先にあの世に行くなら，せめて親の負担を大きくしたくない。今は投げやりでなくそう思うようになった」と語った。

　患者の語りは記録に残すが，価値観にまつわる人生の語りは，時としてデリケートな内容も含んでいる。どの程度を記載してよいか，どの内容を他者に伝えてよいかについて了解を得る必要がある。

④ ACPの継続

　3回目の入院で，Jさんは発声が困難となり，文字盤でのコミュニケーションを始めたが，長い文節での返答が難しくなっていた。意思伝達装置の選択と練習は，これから開始する予定である。今後，自宅退院を選択する場合には，吸引手技の獲得が必要となるが，両親は共に腰痛や血圧の上昇など，体調面に変化がある。

　わが国は，少子高齢多死社会に突入しており，2015年の生涯未婚率は男性23.4%，女性14.1%である[11]。ALSは50〜70歳代で発症することが多く，本事例のように老年期の親が子を介護するケースや，親が病気をもっている場合や他界している場合もある。

　Jさんに今後の方針を改めて確認すると，気管切開は行わない，人工呼吸器は装着しないという方針は変わらないとの返答だった。自宅退院について確認すると，返答に窮している様子があり「両親が疲れている。しかし，自分は家に帰りたい。母は手首を痛めており，吸引は難しいのではないか」と答えた。

　看護師は，症状の進行や介護負担の増加によりJさんの意思決定力が低下していると判断した。多職種がそれぞれのケアを行ったうえで改めて評価し，JさんのACPを支えていくことになった。

文　献

1) 難病情報センター．筋萎縮性側索硬化症（ALS）（指定難病2）．
　　<https://www.nanbyou.or.jp/entry/214>［2020．May 20］
2) 野嶋佐由美（2005）．難病状態にある病者とともに生きる家族を支える看護．家族看護，5：12-20．
3) 厚生労働省（2018）．人生の最終段階における医療・ケアの決定プロセスに関するガイドライン．
　　<https://www.mhlw.go.jp/file/04-Houdouhappyou-10802000-Iseikyoku-Shidouka/0000197701.pdf>［2020．May 20］
4) 金子智美，野嶋佐由美，長戸和子（2009）．筋萎縮性側索硬化症（ALS）病者の主介護者による家族コントロールのプロセス．家族看護学研究，14（3）：11-19．
5) 日本神経学会（監）（2013）．筋萎縮性側索硬化症診療ガイドライン2013．
　　<https://www.neurology-jp.org/guidelinem/als2013_index.html>［2020．May 20］
6) 立岩真也（2004）．ALS—不動の身体と息する機械．医学書院．
7) 本田彰子（2005）．患者および家族への意思決定への支援—筋神経系難病患者の人工呼吸器装着決定に焦点を当てて．家族看護，5：40-45．
8) Clayton JM, Hancock KM, Butow PN, et al（2007）．Clinical practice guidelines for communicating prognosis and end-of-life issues with adults in the advanced stages of a life-limiting illness, and their caregivers. Medical Journal of Australia, 186（12 Suppl）：S77-S105．
9) Woog P（1992）/黒江ゆり子，市橋恵子，寶田穂（訳）（1995）．慢性疾患の病みの軌跡—コービンとストラウスによる看護モデル．医学書院．
10) 川村佐和子（2005）．難病者とともに生きる家族．家族看護，5：6-11．
11) 内閣府（2019）．令和元年版 少子化社会対策白書．

7

認知症ケア領域

1 認知症を抱える患者のACPの特徴

1 | 経過とその特徴

▶ 病型によって進行のスピードが異なるが，多くは長い経過のなかで緩やかに進行する

▶ 進行とともに自覚症状を訴えることが難しくなり，発見時には重い症状となっている場合がある

▶ 重度になると転倒・骨折，摂食嚥下障害，肺炎などの合併症がみられるようになり，衰弱し最終段階に向かうなかで，感染症を繰り返すこともある

　認知症は，発育過程で獲得した精神機能*が脳の病変によって傷害され，慢性的に減退・消失することで，社会生活や家庭生活に影響を及ぼす疾患群であり，やがて死に至る。基礎疾患の悪化や合併症の発症によって認知症の進行が早まることがあるが，進行のスピードには様々な要素が絡み合うため個人差が大きい。

2 | ACPの特徴

▶ 長い経過期間が対象となるため，広範囲な意思決定となる

▶ 認知症の進行とともに状況が多様に変化する

▶ 代理意思決定者が必要となる

　認知症ケア領域においては，診断を受けた人だけに限らず，軽度認知障害（MCI）*を含めた初期段階から，意思決定能力が不十分あるいは困難となる人生の最終段階までの長い経過が対象となる。単に医療行為，療養看護，身体介護にとどまらず，生活全般にわたる様々な要素を含む意思決定支援が必要となる。

　認知症の進行に伴って決めなければならないことが増えていくが，意思の形成，表明，

---

* 精神機能：知能，記憶，判断，理解，言語，認識，見当識，感情，意欲，性格，人格など。
* 軽度認知障害（mild cognitive impairment：MCI）：認知症の前段階で，軽度の健忘や記憶障害は認められるが，ADLは自立している状態をいう。

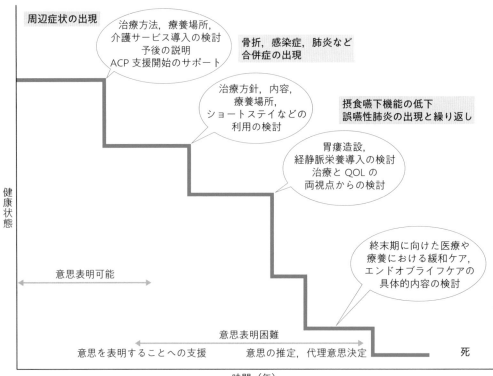

図7-1 **病状のプロセスとACPのタイミング**

表現が困難になっていく。症状が軽度の時期に意向を示していても，認知症の進行とともに患者や周囲の状況は多様に変化していくため，意向を読み取れない場合もある。

やがて患者の意思決定が困難となり，代理意思決定者が必要となる。家族が代理意思決定者とならざるを得ない時期がやってくるが，長い経過のなかで家族が機能しなくなることもある。

3 ｜ 経過のなかでどのような意思決定を迫られるのか

▶初期には，周辺症状の出現時の治療方法や療養場所，介護サービスの導入などを検討する

▶中期には，転倒・骨折，感染症，肺炎，その他の疾患の合併に対しての治療方針や治療内容，療養場所，介護サービスの導入やショートステイの利用，施設入所などを検討する

▶後期，終末期には，誤嚥性肺炎の繰り返しや摂食嚥下機能の低下に対し，胃瘻造設などの経管栄養や経静脈栄養導入の検討，終末期に向けた医療や療養における具体的な緩和ケアの内容，エンドオブライフケアの具体的な内容を検討する

▶初期から終末期までの長い経過のなかで，意思決定は医療・療養・介護・生活全般にわたる広範囲なものとなる

2 認知症を抱える患者のACP支援のポイント

1 | 支援のタイミング

▶ **診断時からACP支援を開始する**

▶ **患者・家族とのかかわりや困り事をきっかけにする**

　多くの疾患では，ACPのタイミングとして受診や入院があげられる。しかし，認知症の場合は早期の受診につながりにくく，早期に診断を受けたとしても患者への告知を控えるケースが多い。認知症患者への告知については，様々な角度から議論されているが，患者への告知がなくても診断時から家族や代理意思決定者となり得る人へのACP支援を開始できるようサポートすることが重要である。

　診断時から介入できなかった場合，周辺症状の出現，骨折や感染症などの発症によって医療機関や介護サービスなどのかかわりをもったときが良いタイミングとなる。患者・家族の困り事に着目し，どんな小さなことでもきっかけにしてACP支援を開始する。

2 | 支援の対象

▶ **患者本人が意思決定できるようにサポートする**

▶ **家族だけでなく，患者をよく知る人もサポートする**

　認知症があるからといって，患者をACP支援の対象からはずしてはいけない。また，意思決定能力が低下していく過程において，代弁者（代理意思決定者）が必要となる。家族に限らず，患者をよく知る人，共に時間を過ごしてきた人すべてが対象者となる。

3 | ACP支援のポイント

▶ **患者本人の意思決定を支援する**

▶ **幅広い視野でインフォームドコンセントを行う**

▶ **代理意思決定者となる家族の精神的負担を軽減する**

▶ **多職種がACPへの理解を深め，意思決定支援の過程を共有する**

　患者本人に意思決定能力があることを前提に，必要な情報を理解力に合わせて繰り返し説明し，手段を変えるなどして自分で決定できるよう支援を継続する。支援場面のなかで，患者の意思を可能な限り引き出していき，断片的なものであっても丁寧にくみ取っていくことが大切である。意思表明が難しい場合，その人自身を理解するという原点から始めることも求められる。

　医療現場での意思決定は，主に「生命の長さ」に視点が当てられたものとなる。しかし，患者・家族がその時々の治療や処置の意味や見通しをQOLの視点で理解できるように丁寧に説明し，「患者の最善」となる意思決定となるように支援する。

　家族が代理意思決定する場面では，様々な葛藤が生じる。決定者ではなく代弁者を意識した「もしもこの状況なら，ご本人はどのようにお考えになると思いますか？」という問

いかけで心理的な負担を軽減する。また，家族の心の変化に寄り添い，グリーフケアも視野に入れて精神的負担の軽減をサポートする。

　何よりも意思決定支援者側のACPの理解が最も重要である。そのうえで，医療，在宅，施設などそれぞれの場の多職種がACPの過程を情報共有し，継続性をもって支援する。

3　認知症を抱える患者のACP事例

認知症の長期の経過を見据え垣根を越えたチーム連携が必要であったACP支援

❶ 患者プロフィール

　Kさん，75歳，男性。アルツハイマー型認知症。妻（72歳）と2人暮らし。Kさんは地方出身で，就職のために上京し，電気関係の仕事に就き20歳代で結婚。40歳代で転職し大学教授として定年まで勤めた。遠方の大学のため20年間単身赴任し，海外への一人旅を楽しんだ。退職後，家族の元に戻り生活を始めた矢先にアルツハイマー型認知症の診断を受けた。

❷ 経　過

　Kさんは10年前に65歳でアルツハイマー型認知症の診断を受けた。その2年後の脳出血，5年後の胆嚢炎による入院を機にADLの低下がみられるようになった。妻の介護で在宅療養をしていたが，肺炎を繰り返すなか，診断から6年後に胃瘻を造設した。その後も肺炎を繰り返し，抗菌薬の投与を受け，在宅療養で改善がみられない場合は入院治療を行っていた。

　3年前から介護老人保健施設（以下，老健）の通所やショートステイを利用している。本年1月に肺炎で入院し退院できたが，妻の介護疲労が強く，在宅療養は困難との判断で同年3月に老健に入所した。入所時はアルツハイマー型認知症FASTステージ7*，意思疎通は困難で，問いかけにわずかにうなずく程度，ADLは全介助である。身長172cm，体重46kgとるいそうが進み，関節の拘縮も始まっていた。入所から1か月後に亡くなった。死亡診断書の診断名は老衰であった。

　妻が記録していたKさんの入院歴を表7-1に，老健入所時に病院から得られた診療情報提供書と看護サマリーの内容を表7-2に示す。

表7-1　**Kさんの入院歴**

診断から2年後	10月	脳出血	2週間	A病院
5年後	5月	胆嚢炎	2か月	B病院
	11月	肺炎	1.5か月	
6年後	1月	肺炎	3週間	A病院
	5月	胃瘻造設		
	6月	肺炎	1か月	B病院
	11月	肺炎	1か月	

7年後	5月	肺炎	2週間	C病院
	12月	肺炎	2週間	
8年後	1月	肺炎	1.5か月	D病院
	5月	肺炎	3週間	
9年後	3月	硬膜下血腫	2か月	B病院
	8月	肺炎	3週間	E病院
10年後	1月	肺炎	2か月	

---

* FAST（Functional Assessment Staging）：アルツハイマー病の進行ステージで，ADL障害の程度によって進行度を7段階に分類したもの。7は重度。

表7-2	診療情報提供書と看護サマリーの内容

■ 疾患名：アルツハイマー型認知症，脳出血後遺症，パーキンソン症候群
■ 既往歴：高血圧，胃潰瘍，耐糖能障害，COPD，虫垂炎，胆嚢炎，腹膜炎，左上腕骨骨折，急性硬膜下血腫術後，掌蹠膿疱症，胸水
■ 診療情報提供書より
「他院より通院困難にて紹介され当科外来通院中の患者。肺炎を繰り返しながらも妻の丁寧な介護で在宅療養を継続していた。1月より肺炎にて入院加療していたが，妻の介護困難にて入所管理をお願いします」
■ 看護サマリーより
「肺炎治療目的にて入院。抗菌薬投与にて寛解するが，痰が多く経管栄養前後と2～3時間おきに吸引を実施。妻の疲労により在宅介護が困難となり，介護老人保健施設へ入所となる
継続してほしいケア：皮膚乾燥時の保湿クリーム塗布，2～3時間ごとの吸引」

❸ 経過のどの時点で，どのような意思決定が必要になったか

診断時に，疾患についてのインフォームドコンセントを正しく行い，患者の意思決定が可能な時期を逃さないように情報を集めておくことが，その後のACP支援につながる。

繰り返す肺炎治療による様々な機能低下を防ぐには，患者のQOLを尊重したかかわりを多職種で模索し，治療方針を検討する必要がある。

経口摂取が困難になったときには，患者本人の意思確認が難しい時期となっていることが多い。こうした疾患の経過を踏まえ，早期から患者の意思を確認する。

❹ ACP支援内容

① インフォームドコンセント，患者への告知

Kさんは10年前，65歳でアルツハイマー型認知症と診断された。妻だけが告知を受けたが，疾患の経過，将来予測される病態像，起こり得る合併症などについては説明されていなかった。まずは疾患についてのインフォームドコンセントを正しく行うことが大切である。医師だけでなく，看護師も患者本人や家族が理解できるように説明し，そのうえでACPの意義を伝え，ACP支援をスタートさせることが望ましい。

患者への告知については「告知をするかしないか」という論点ではなく，「患者にとって告知をする意味は何か」に着目し，患者・家族に真摯に向き合い「患者にとっての最善」を導き出すことにつなげていく。Kさんは診断時に告知を受けず，また妻からも何も聞かされずに経過し，診断から2年後に脳出血を発症した。しかし，この入院はACP開始のきっかけにできなかった。

② 周辺症状，合併症の出現時の支援

認知症の経過において，周辺症状の出現や合併症などにより医療・介護にかかわりができたときは，ACP介入の絶好のチャンスである。理解，判断，言語によるコミュニケーションなどの能力が失われていくなかで，できるだけ早期に患者の意向や意思，価値観や人生観，大切にしているものなど，どんな些細な情報であってもくみ取るようにかかわる。それは，その後に続く患者の視点を中心とするパーソンセンタードケア*の実践に生

---

* パーソンセンタードケア（person centered care）：1980年代末にイギリスの臨床心理学者トム・キットウッド（Tom Kitwood）によって提唱された認知症ケアの考え方。従来の医学モデルに基づいた認知症の見方を再検討し，認知症の人の詳細な観察を行うなかで，認知症の人にとって好ましい状態と，反対に尊厳を傷つける状態を明確にし，新たな認知症介護の指針を示した[1]。

かせるとともに，ACP支援のなかで重要な情報源となることを忘れてはいけない。

Kさんは脳出血発症後に肺炎を繰り返し，入院のたびに認知機能とADLは低下していった。脳血管障害をもつ高齢者がたどる典型的な経過である。肺炎による入院は5か所の病院で合計10回に及び，入院に至らない軽度の肺炎もあった。妻は入院のたびに医師から肺炎の治療とリスクについて説明を受けていたが，予測される将来像については説明されず，先の見えない介護に疲労していった。

認知症高齢者の肺炎治療においては，一時的な食事の中止やベッド上での安静臥床，行動制限などが行われ，それが様々な機能低下につながる。昨今では，肺炎治療については「救命」よりも「QOL」を尊重する考えに移行しつつある。この時期には，意思決定支援者となる看護師が中心となって，高齢者の肺炎治療をとおして経験してきた知識を多職種で集結させ，認知症患者それぞれの「より良い予後を考慮した治療」や「ケアのあるべき姿」を患者・家族と共につくり上げていくことが求められる。

③ 摂食嚥下機能低下への支援

妻は診断から6年後，肺炎治療での入院時に「誤嚥性肺炎を繰り返すので経口摂取は困難で胃瘻造設が必要」と医師から説明を受け，妻の代理意思決定にて胃瘻が造設された。老健での入所面談の際，妻は「胃瘻造設後に急激に表情がなくなり，言葉もほとんど出なくなりました」と話した。

経口摂取が困難になる時期では，本人の意思確認が難しくなっていることがほとんどで，家族や関係者が代理意思決定することになる。このような場面で代理意思決定する人の苦悩は大きい。医療者であれば，認知症の経過のなかで経口摂取が困難となる状況は容易に予測できる。だからこそ，早期からACP支援を開始し，予測される病態像についてあらかじめ患者の意思を確認しておくことが重要となる。

日本神経学会による「認知症疾患診療ガイドライン2017」は，嚥下障害への対応として「進行期の認知症に経皮的内視鏡的胃瘻造設術が誤嚥性肺炎の予防や日常生活動作（ADL）および生命予後の改善に有用であるというデータはない」[2]と記載し，重度の認知症の摂食嚥下障害には経管栄養よりも介助者による少量ずつの経口摂取と口腔ケアが望ましいとしている。

欧米諸国では，人工的栄養水分補給を選択しないことが主流となっている。これらのことも踏まえて，「より良い予後を考慮した治療」や「ケアのあるべき姿」を患者・家族と共につくり上げていくことが医療者には課せられている。

④ 家族へのケア

Kさん夫婦は，単身赴任により長い期間の別居が続き，お互い干渉せず会話も多くなかったという。単身赴任が終了し同居を再開した矢先に夫の闘病生活が始まり，妻は8年間の在宅介護のなかで疲弊していった。入退院を繰り返すなかで，夫の治療や処置について説明を受けてきたが，認知症の経過については理解しておらず，先の見えないことによるストレスや疲労があったと思われる。

ACP支援が行われず長期にわたった認知症ケアは，意思決定に足る情報がきわめて少

なく，そのなかから「患者の最善」を導き出すことは難しい。また，代理意思決定者である家族は，心身の消耗とともに喪失感や不安感などを抱えている。患者だけでなく，家族も当事者であることを忘れずケアすることが大切である。

⑤ 多職種の垣根を超えた支援

　Kさんは発症から死に至るまでの間，在宅，病院，施設で医療・介護サービスを継続して受けてきた。しかし，人生の最終段階で入所した老健に届いた情報はあまりにも少なく（表7-2参照），そのなかでエンドオブライフケアを進めることとなった。

　認知症の長い経過のなかでは，医療情報や看護・介護情報だけにとどまらず，療養経過中にかかわってきた人からの情報やエピソードも大切なACP支援の情報となる。在宅，病院，施設など，それぞれのかかわりのなかで行われたACP支援とその経過を共有する必要がある。意思決定支援は多職種の連携（チームプレイ）が大切である。それは，在宅，病院，施設などそれぞれの場における連携だけでなく，それぞれの場で行われた「意思を引き出し丁寧にくみ取る作業」から集められた情報をつなぎ合わせるチームプレイである。どんなに小さな情報であってもACPにつなげられるようなシステム構築が望まれるが，まずは情報提供書や看護・介護サマリーにACP欄を設け，引き継ぎをすることから始めていく。看護師は「患者の最善」を導き出せるよう意思決定支援チームを牽引していく役割を担っていることを忘れてはいけない。

　認知症領域のACP支援は，まだまだ発展途上の段階にある。この事例をとおして，患者の最善を導き出すACP支援のあり方を考えていただきたい。

文　献

1) パーソンセンタードケア研究会．パーソンセンタードケアとは．
　＜https://www.clc-japan.com/pcc/gaiyou.html＞[2020．February 3]
2) 日本神経学会（監），「認知症疾患診療ガイドライン」作成委員会（編）（2017）．認知症疾患診療ガイドライン2017．
　＜https://www.neurology-jp.org/guidelinem/nintisyo_2017.html＞[2020．February 3]
3) 浜端賢次，安藤恵，宮林幸江（2016）．文献から見る認知症告知の現状と課題．川崎医療福祉学会誌，26（1）：121-127．
　＜https://www.tyojyu.or.jp/net/topics/tokushu/koreisha-end-of-life-care/ninchishou-endoflifecare.html＞[2020．February 3]
4) 平原佐斗司（2018）．認知症の人のエンドオブライフ・ケア．健康長寿ネット．
　＜https://www.tyojyu.or.jp/net/topics/tokushu/koreisha-end-of-life-care/ninchishou-endoflifecare.html＞[2020．February 3]
5) Yumoto Y, Kernohan WG, Morioka N, et al（2019）．International reflections on caring for people with advanced dementia．Public Health Nursing，36（2）：192-198．
　＜https://doi.org/10.1111/phn.12572＞[2020．February 3]

8 介護ケア領域

1 要介護状態，虚弱などを抱える患者のACPの特徴

1 | 経過とその特徴

▶高齢者は，ある日突然，要介護状態になることがある

▶様々な機能低下が緩やかに複合的に生じて，日常生活に援助が必要となる

▶状態の悪化と小康状態を繰り返しながら，徐々に要介護状態に移行する

　誰もが加齢に伴って徐々に心身の変化が生じ，日常生活において不自由を感じることが増えていく。そして様々な機能低下が複合的に生じることで要介護状態となることがある。すでに介護サービスなど何らかのサービスを利用している人も，機能の低下や突発的な増悪によって変化が起きる可能性がある。

2 | ACPの特徴

（1）患者に判断能力がある場合

▶患者が要介護状態や虚弱状態であることを自覚する必要がある

▶自分の意向を表明しにくい状況や，表明しないという選択をする可能性がある

（2）患者に判断能力がない場合

▶患者から聞いている意向の内容が，家族間で異なる場合がある

▶患者の意向に反して代理意思決定がなされる場合がある

　患者の意向について家族間で共有している場合でも，きょうだい間，あるいは子ども同士など，家族によって意見が異なる場合やとらえ方が異なっている場合がある。それが契機となって家族関係が悪化するケースも少なくない。

　患者の判断能力が失われている場合，患者の意向に反した代理意思決定がなされることや，判断能力がある場合でも，心理的，身体的，経済的な面から権利が侵害される可能性があることを心にとめておく。

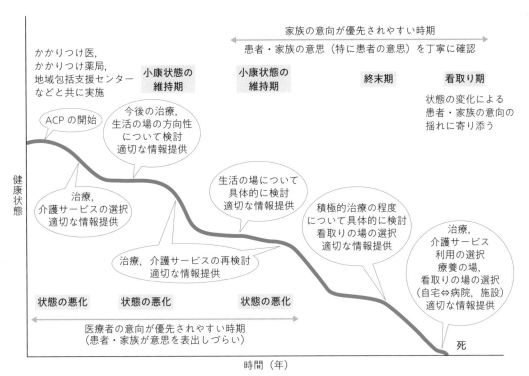

図8-1 病状のプロセスとACPのタイミング

3 | 経過のなかでどのような意思決定を迫られるのか

▶ACPの開始時には，生活の場（自宅か施設か）の選択

▶状態の悪化時には，治療方針や介護サービスの選択

▶小康状態の維持期には，今後の治療や生活の場についての検討

▶終末期，看取り期には，療養の場や看取りの場の選択

　救急搬送時や急変など状態の悪化時において，患者の判断能力の低下や意思疎通が困難となった場合，家族がその差し迫った状況下で治療方法の選択を求められる。

　小康状態の維持期には，退院先の選択が求められる。介護が必要になった場合，生活の場，医療ケア，介護サービスについて，患者・家族が自ら主体的に選択していく必要がある。

　終末期には，看取りの場を選択し，積極的治療の程度について具体的に検討しておく。

　看取り期には，治療や介護サービス利用について決断し，療養の場，看取りの場を選択する。

2 ▶ 要介護状態，虚弱などを抱える患者のACP支援のポイント

1 | 支援のタイミングと対象

▶状態の悪化時は医療者側の意向が優先されやすいため，患者・家族が意思を表出しづらいことに配慮し，治療・介護サービスなどを検討する際には十分に確認する

▶小康状態の維持期および終末期は，家族の意向が優先されやすいため，患者・家族双方の意思（特に患者の意思）を確認し，家族間の意思の相違にも留意する

▶看取り期は，状態の変化による患者・家族の意思の揺れに寄り添って支援する

3 | ACP支援のポイント

▶患者にかかわる多職種がそれぞれの場で対話していく

▶患者の意向に沿って主体的に選択できるよう継続的に情報提供する

（1）小康状態の維持期

　患者が危機に直面していない状況であるため，価値観や思いを表出しやすい。この時期に患者とかかわる様々な専門職が，各々の立場で患者と今後の人生の希望について話し合っていくことができると，患者は経過を予測しながら，どういうときにどのような選択が必要になるのかを理解し，医療・介護制度や地域の資源について，経済的な面も考慮しながら現実的かつ具体的に検討する契機となる。

　かかわる職種としては，かかりつけ医，看護師，病院の受付事務員，薬局の薬剤師，地域包括支援センターの相談員，介護支援専門員，デイサービスの介護福祉士，訪問看護師，送迎スタッフ，ヘルパーなど多様である。患者は，かかりつけ医には"良い患者"を演じていたり，馴染みの看護師だけに弱音を吐いたり，ヘルパーには家族関係のことを打ち明けていたりと様々な顔をもっている。介護保険サービスを利用していれば，介護支援専門員が毎月本人とじっくりと対話する機会がある。

　このように，様々な専門職が患者との日常的な対話をACPとして活用することができる。小康状態の維持期は，家族の意向や家族関係の影響を受けずに患者の価値観や真の意思について時間をかけて話し合えるACPの貴重な時期である。専門職それぞれが患者と共にACPに取り組んでいるということを念頭に置いて対話を続けていく。

　患者のなかにはエンディングノートや終活*などに取り組み，終末期における治療の希望を書き記している人もいるが，その意思決定について，意思決定支援者（以下，支援者）はあらためて一緒に話し合う必要がある。たとえば，終末期と治療プロセスにおける治療の選択とを混同し，どの時期においても胃瘻は選択しないと決心していたり，疼痛や薬剤に関するエビデンスに基づいた情報をもっていないのに鎮痛薬に頼らないと決心していたりすることがある。あるいは，家族を慮って選択していることも考えられる。その判断において，どのような情報を踏まえて選択したのかについて，専門職として一つひとつ丁寧に確認する必要がある。

　また，早期から準備している人ほど確固たる意思決定をしている人が多いものである。いざというときには状況も変化しており，意向が変わることは当然なことであること，その時々で繰り返し話し合っていくこと，ACPはプロセスが大切であることを伝えていくことがこの時期の重点であるといえる。

---

* 終活：人生の終末のためにする活動のこと。当初は葬儀や墓を生前に準備することを指したが，医療や介護の要望，身辺整理，遺言，相続の準備なども含むようになった。

(2) 終末期

　がんなどの終末期に入り，主治医から介護保険の申請を勧められる時期は，患者本人は比較的小康状態であることが多い。この時期に主治医から患者に終末期であることや最期をどこで過ごすかについて考えていくよう説明がなされても，患者自身は積極的な治療の継続を望むこともある。また，通院が困難になってきたとしても，長い間お世話になってきた病院の医師から訪問診療の医師に主治医を変更することは非常に勇気のいることである。

　また，介護保険の申請はしたもののADLが自立しているため特に必要とするサービスがなく，これまでどおり通院ができている間はサービスを利用せず，そのうちに状態が急激に悪化して急きょ訪問看護の導入，介護ベッドなどの介護保険サービスの導入を行い，慌ただしい状況のなかで最期を迎えざるを得ない場合もある。

　そのため，終末期にさしかかる場合，外来や病棟の看護師は積極的治療の程度についての具体的な検討や看取りの場の選択ができるよう，患者・家族に対して主治医の説明をどのように受け止めているのか，最期の過ごし方についての患者と家族のそれぞれの意思，また患者と家族の間で話し合いが行われているかなどについて丁寧に聞き取り，主治医や地域包括支援センター，訪問診療医，訪問看護ステーションなどと連携して適切な情報提供を行いながら急激な変化にも対応できるように継続的に支援していくことが求められる。

(3) 看取り期

　看取り期においては，治療の選択や介護サービスの利用について決断し，療養の場，看取りの場を選択することが求められる。患者と家族の意思が一致している場合であっても，看取りの局面が差し迫ってくると状態の変化に応じて患者自身にも家族にも気持ちの揺れ動きが生じることがある。支援者はその時々の感情を受け止め，意思の揺れに寄り添い，患者・家族が主体的に最善の選択を導き出すことができるようにサポートしていく。

　また，実際に在宅での療養において看取りの局面を迎えた場合，そこに立ち会っていた家族が慌てたり混乱したりすることで，訪問診療医や訪問看護ステーションではなく救急車を呼んでしまうことはしばしば起こりうることである。その場合，患者にとっても家族にとっても望んでいた形ではない最期を迎えることとなってしまう。このときの支援で大切なことは，家族のとっさの判断を尊重し，家族が自分自身を責めることがないように十分な配慮をすることである。なるべくはそのようなことが起こらないように，訪問診療医や訪問看護師などの医療者は，家族やヘルパーなどの支援チームに対し，状態の把握，今後の経過についての予測を踏まえ，今の状態の共有と今後起こりうる変化の説明やそのときの対応方法について，具体的にイメージできるよう繰り返し丁寧に説明しておくことが重要となる。

3 要介護状態，虚弱などを抱える患者のACP事例

退院先を選択することが求められている要介護状態の高齢者への支援

❶ 患者プロフィール

Lさん，87歳，男性。脳梗塞，糖尿病，高血圧，前立腺肥大。独居（妻は2年前に他界，長男は結婚後に近隣在住）。

❷ 経 過

Lさんは大学卒業後，就職し，結婚，子育てを機に現在の住まいを購入した。新興住宅地であったため，近隣住民とは子どものイベントなどをとおして親しくなり，今でも交流が続いている。妻は2年前に他界，長男は家庭をもち，近隣に住んでいる。定年退職後のLさんは図書館通いを日課としており，会社員時代の仲間たちと時折会合をもつことを楽しみにしていた。また，夫婦で通っていた地元の散歩サークルにも引き続き参加していた。

Lさんは脳梗塞を発症し，救急搬送されて入院した。早期治療につながったため，立ち上がり動作時に若干のふらつきはあるものの順調に回復している。退院後の生活の場について，長男を交えて検討することになった。

❸ 経過のどの時点で，どのような意思決定が必要になったか

主治医と病棟看護師は，Lさんが高齢で独居であること，また食事や住環境を考慮すると，自宅退院は可能であるが施設への退院も視野に入れてはどうかと考えた。退院調整看護師は，まずLさんの意向を確認した。Lさんは，「体も十分に動くようになってきているし，まだまだ一人でできるから家に帰りたい。でも長男は，お金の心配はいらないから施設に行けと言っている」と話した。

Lさんは退院調整看護師に，「本当は家で一人気ままに暮らしたい。ご近所もよくしてくれる。きれいな建物で暮らせるといっても，施設はみんな知らない人ばかりだし。でも，長男としての立場を思うと，施設に行くしかない」と話した。退院調整看護師はLさんにその気持ちを長男に伝えるよう提案したが，「長男には家庭があるから心配をかけたくない。何かあれば結局私がわがままを言うからだとなるでしょう」と，思いを伝えることについては消極的な態度であった。

❹ ACP支援内容

① 退院先の検討

キーパーソンである長男は，Lさんの入院を機に久しぶりに実家を訪ねたところ，室内は衣類と空き容器や空きびんが散乱した状態であったため，放ってはおけないと感じていた。そして退院調整看護師に，施設入居の段取りについて矢継ぎ早に質問した。

退院調整看護師は，長男に医療ソーシャルワーカーを紹介し，三者で面談し，施設の種類，申込方法，費用，立地や設備状況などを一通り説明した。その後，Lさん，病棟看護師，理学療法士も交えて面談し，今後の方向性について共有を図った。面談では，Lさん

の住環境や生活習慣を踏まえたリハビリテーションを積極的に進めていくことと，施設を検討することを提案し，Lさん，長男とも合意できた。長男は自分の住む地域の有料老人ホームを検討したいと話したので，気に入った施設があっても即決せず複数見学したうえで納得のいく施設を探すよう助言した。

退院調整看護師は，介護保険申請の説明に添えて，介護保険サービスなどを利用してLさんの生活をサポートする方法もあることを説明し，地域包括支援センター（以下，包括）への相談を勧め，退院調整看護師が包括と連携することについて承諾を得た。

退院調整看護師は，Lさんにも包括への相談の同意を求めたところ，包括の相談員と面識があることがわかり，承諾が得られた。早速，包括に連絡し，Lさんの状況報告と長男からの相談が入ること，退院先の意向がLさんと長男とで相違があること，それに応じた退院先の検討についての連携を依頼した。

② 患者と家族の意向の不一致への働きかけ

包括の相談員は，Lさんとは地域の通いの場やイベントで「顔の見える関係」があったため，長男からの相談対応の際には，自宅に戻った場合に考えられる具体的な在宅サービスの紹介とともに，これまでのLさんと相談員とのかかわり，Lさんのご近所同士のつながりや通いの場での生き生きとした様子，Lさんから聴いていた家族の歴史が詰まった自宅への思いなどについて，Lさんの地域での暮らしぶりが具体的にイメージできるように伝えた。長男は，住宅改修や訪問・通所型サービスなど，Lさんが利用できる様々な制度を知り，「こういう方法もあるんですか」と興味をもってパンフレットを眺めていた。

包括の相談員は，長男との面談内容を退院調整看護師に報告し，長男なりに自宅に戻る場合のイメージがつかめたことを伝えた。

退院調整看護師はLさんに，包括の相談員と連絡がとれ，自宅での生活に向けて住宅改修などの話を聴いたことを伝えると，「一度家に帰れたとしても，いずれは施設に行かなくてはいけないだろうから，工事をしてもらうなんて悪い」と話した。退院調整看護師は，Lさんが自分の思いよりも周囲への配慮を優先して考えがちであることに気づいた。そこで，制度は必要なときに利用するものであり，状況が変わったらそのタイミングでみんなで話し合って考えていけばよいことを伝えた。また，Lさんの価値観を尊重しつつ，どう暮らすかはLさんの意向を中心に考えてよいこと，またその思いを長男に伝えるよう，さりげないやりとりのなかで繰り返し伝えた。また，Lさんと長男の意向の相違について，主治医や病棟看護師，理学療法士とも共有し，それぞれがLさんの意向を尊重できるようにかかわることとした。

長男は，施設を検討し始めてから毎週1回は病院に顔を出すようになった。病棟看護師は，長男が面会に来ているときはLさんの頑張りについて具体的にエピソードを伝えた。理学療法士は，長男がリハビリテーションの具体的な内容を知ることができるように，日々のリハビリテーションの進捗をノートに簡潔に記載した。それらによって，長男はLさんのリハビリテーションが順調に進んでいることを実感した。

後日，退院調整看護師に長男から電話が入った。長男は，「父があんな状態で一人で暮

らしていたのを見て，ショックだったし責任を感じました。このままじゃまずいと思いましたが，焦ることはないと言ってもらえて，いろいろな人からも話を聴くようにしました。実際，施設を2つ見学したけれど，だんだん，自分の安心のために入れようとしている気がしてきました。父が自分の意見を言わないのも，そういうことかもしれません。こうやって毎週見舞いに来られるのだから，退院しても自分が時々顔を出せばよいとわかりました。今回は，施設探しはやめることにしました。父も任せておけと笑って，とても嬉しそうでした。父がどうしたいかを父からは言い出しにくいのがわかったので，これからは父の気持ちをしっかり聴くようにしたいと思っています」と語り，Lさんも長男も自宅に帰る決心がつき，自宅への退院に向けて舵を切ることとなった。

❺ 家族への支援，医療・福祉関係者との連携

　退院調整看護師は，Lさんと長男の意向の相違を早い段階でとらえ，支援にあたっては，院内の多職種だけでなく地域の相談機関とも連携した。それぞれの職種が両者の意向を丁寧にくみ取りながら，Lさんと長男の双方が主体的に意思決定できるようにサポートするチームを構築することができた。

　長男は施設入居の方針を決めていたため，退院調整看護師は医療ソーシャルワーカーを紹介し，その思いを尊重した。さらに，Lさんの自宅への退院の可能性を検討できるように包括を紹介し，連携の承諾を得たうえで包括の相談員とも意思決定支援の方向性を共有した。このように，長男の意に沿った支援でありながら，意思決定支援を地域まで拡大することができた。

　院内だけでなく，Lさんの暮らしの場である地域側とも連携することで，Lさんの真の意向である自宅復帰をあきらめない形で長男との相談を継続することができた。その結果，長男はLさんの真の意向を聴くことができていなかったこと，長男としての責任感で施設入所を決めていたことに自ら気がつき，Lさんの真の意向を尊重する決心ができた。

　このように，患者とその家族にかかわる様々な専門職が，患者主体の意思決定に向けて，それぞれの立場で，またそれぞれの関係性のなかで支援していくことにより，患者・家族の主体的な意思決定を支えることができる。

アドバンス・ケア・
プランニング（ACP）を
進めるための
コミュニケーション方法

1 アドバンス・ケア・プランニング（ACP）を進めるためのコミュニケーションの基本的な姿勢

ACPを進めていくうえで最も必要なスキルは，コミュニケーションスキルである。しかし，実際にはACPをどう切り出すか，どう進めていくか，コミュニケーションのとり方に頭を悩ませている医療者やケア提供者は多い。そこで，PART 3では，ACPを進めるときのコミュニケーションのポイントについてみていきたい。

残念ながら，患者がすぐにACPに取り組みたくなるような魔法の言葉や方法はない。コミュニケーションに近道はなく，手探りで丁寧に進めていくしかない。それを踏まえたうえで，Section 1では，少しでも患者の心理的負担を軽くするコミュニケーションのヒントを紹介する。

ACPにおけるコミュニケーションでは，ACPのポジティブな側面に焦点を当てることと，患者のナラティブな語りに着目することの2つのポイントがある。

1 ACPのポジティブな側面に焦点を当てる

▶最善に期待し，最悪に備える

ACPにおけるコミュニケーションの基本姿勢は，"Hope for the best, and prepare for the worst"，すなわち，最善に期待し，最悪に備えることである[1]。ACPは多くの場合，将来の悪化に備えた話し合いになるので，患者にとって心理的に負担が重い。「今後，病状が悪化したらどうするか」だけに焦点を当てると，患者は希望をもてず，ACPに取り組む意欲を失いかねない。多くの患者が病状の悪化を前提とした将来について，「そんなことは考えたくない」「わからない」と答えるのはそういう気持ちが根底にあるからである。そのため，「悪化に備える」だけでなく，「私らしさを生かしてどんな状態や生活を望むのか」，すなわち，患者にとっての「最善」は何かという点に着目する必要がある。

木澤は，「病気の早期から一貫して，患者の最善を期待し，患者が現在大切にしていることや，希望が最大限達成できるような支援やコミュニケーションを行う一方で，（あってほしくはないけれど）最悪の事態を想定し，『もしものときにどうするか』について，患者の考えや価値観，具体的な選択肢を話し合うことが重要」[2]と述べている。将来の悪

化に備えた選択を尋ねるだけでなく，患者がどんな人なのか，何を望んでいるのかなど，患者の価値観に関心を向けたコミュニケーションが重要になってくる。

▶ACPを希望のある作業に変えていく

患者の価値観について話すとき，本人の思いやこれまでの生き方を振り返ることになる。その価値観を共有し大切にすることは，患者のこれまでの生き方や考えに承認を与える行為になり，エンパワメントの側面をもつ。最悪の事態に対する「準備」を，自ら将来を「選び取る」行為に変換し，療養生活をデザインできれば，ACPは希望のある作業になる。

このように，医療者やケア提供者はACPのポジティブな側面を見つけることに留意し，患者にとってACPを希望のもてる作業にしていく姿勢が大切である。

2 患者のナラティブな語りに着目する

▶患者の感情を探り，価値観を見つけていく

ACPを考えるときには価値観が重要になってくるが，人は日常的に自分の価値観を意識して生活しているとは限らない。患者に「価値観は何ですか？」と尋ねても，たいていの人は即答できない。この価値観をひも解くものは感情である。

自分の現状や治療などの選択肢に対して，どう感じるのか，その感情の奥を探り，何を望んでいるのかを見出していく作業を積み重ねると，価値観にいきつく。そして，感情は，患者のナラティブな語りのなかにある。そのため，人生の様々な出来事や現状に対して，患者がどう感じたのか，どうしたいと願ったのか，これを丁寧に聴いていくことがACPにおけるコミュニケーションの肝となる。

▶患者のナラティブな語りから患者の本音をとらえる

実際の話し合い場面では，医療者は情報提供や説明に一生懸命になってしまい，患者のナラティブな語りに焦点が当てられないことがしばしばある。たとえば，患者に「あなたの病状は○○なので，こういう治療の選択肢があります。どうしますか？」のように，コミュニケーションが「情報提供→意思決定」の2項目だけになっていることがある。もちろん患者の反応を見て，「つらいですよね」「決めるのは難しいですよね」という言葉をかけたりはするが，コミュニケーションの主眼が「何かを決めてもらう」ところにあると，どうしてもその答えを引き出すことに注力し，患者がどう感じているか，その語りを聴き出さないまま終わってしまうことになる。

また，患者が何らかの意向を表明して，それに応じて手続きを進めているときに，「本当にこれでよいのだろうか」という違和感を感じることはないだろうか。たとえば，患者から「緩和ケア病棟で療養したいので，病院を紹介してほしい」と言われ，それを「患者の意思表明」として，手続きを開始したとする。しかし，実は患者は自宅療養を望んでいるが，家族に迷惑をかけたくないので表向きは入院を希望したというケースである。このように，表明された意思だけに着目して行動すると，患者の本音と乖離することがある。

患者がなぜそのような考えに至ったのか，そこまでの感情の動きを尋ねると，思わぬ本音や心配事などが浮かび上がる。人は頭では合理的に理解していたとしても，感情ではそれを受け入れていないということがある。意思として表明されたものが，本音と合っていないことも多い。それは，患者のナラティブに合っていないからである。

　患者の多くは医療者の前で「ものわかりの良い患者」になってしまうため，本音の部分は隠れがちである。ACPを進めるためのコミュニケーションでは，患者・家族がどう感じたのか，どうしてそれを選んだのか，そこに至るまでのナラティブな語りに着目し共感していくことが重要である。

文　献

1) Back AL, Arnold RM, Quill TE (2003). Hope for the best, and prepare for the worst. Annals of Internal Medicine, 138 (5)：439-443.
2) 木澤義之 (2018). 患者・家族の意向を尊重した意思決定支援，特にアドバンス・ケア・プランニング（ACP）について．看護，70 (7)：73.

2 アドバンス・ケア・プランニング（ACP）を進めるコミュニケーションのプロセスと準備

1 ACPを進めるコミュニケーションのプロセス（図2-1）

このSectionでは，ACPを進めるためのコミュニケーションのプロセスをみていく。コミュニケーションのプロセスは，表2-1の8つの段階からなる。それぞれに目的があり，その段階で行うべき内容がある。これらが互いに補い合うことでコミュニケーションを進めていく。

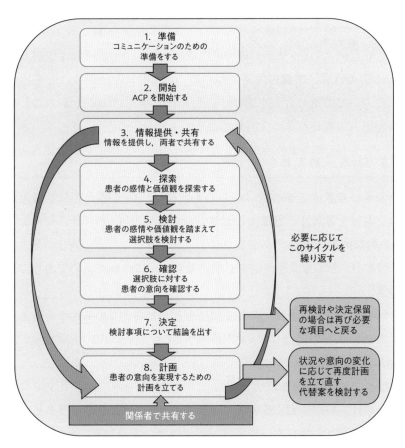

図2-1 ACPを進めるコミュニケーションのプロセス

表2-1 **ACPを進めるコミュニケーションのプロセス**

段　階	目的と内容
1．準備	ACP がスムーズに進められるように，コミュニケーションのための準備をする
2．開始	患者・家族が ACP を受け入れやすくなるように働きかけ，ACP を開始する
3．情報提供・共有	情報を提供し，両者で共有する
4．探索	患者の感情と価値観を探索する
5．検討	患者の感情や価値観を踏まえて選択肢を検討する
6．確認	選択肢に対する患者の意向を確認する
7．決定	検討事項について結論を出す
8．計画	患者の意向を実現するための行動について話し合い，計画を立てる

　状況に応じて，前の段階に戻ったり，段階をスキップしたりすることもある。たとえば，確認の段階で，治療に対する患者の意向を確認したときに，患者が状況を理解していないことがわかり，決定の段階の前に，再び情報提供・共有の段階に戻ることもあるし，決定の段階で，患者が決定を保留するという結論を出すこともある。また，患者の価値観の探索が済んでいるため，情報の提供・共有の段階から，検討の段階に移行する場合もある。

　このように，患者がどの段階にいるのかを踏まえて話す内容を検討すると，話し合いの方向が見えやすくなる。

2　準備（表2-2）

　表2-1のプロセスのうち，準備の段階について，具体的にどういうことを指すのか触れておく。ACPについての話し合いを開始するために，事前にいくつかのことを準備しておくとよい。

1 ｜ 基本方針を決めておく

　患者にどのような意思決定が必要になるのか，何について考えておくべきかという，ACPの基本的な内容や方向性を明確にしておく。

（1）ACPの具体的な内容

　何を検討すべきか，どんな意思決定が必要になるのかについて決めておく。

（2）患者の感情

　患者の感情や考え，意向は何か，本人はACPをどうとらえているのかを確認しておく。

　なお，患者の準備状況の確認については，PART 1 Section 2「1 When：いつ行うのか」p.21を参照いただきたい。

（3）ACPのWhen, Where, Who

　ACPの話し合いは，いつ（どんなタイミングで），どこで行うのが望ましいか，誰が参加するのかを事前に決めておく。

表2-2 **ACPを進めるコミュニケーションの準備**

1．基本方針を決めておく	① ACP の具体的な内容 ②患者の感情 ③ ACP の When，Where，Who ④ ACP の緊急度
2．必要な情報を収集し共有する	①事前に収集する情報の確認 ②提供する情報の収集 ③情報の共有
3．役割分担を決め，必要物品を揃える	①話し合いの役割分担 ②配慮が必要な事項の確認 ③必要物品の準備
4．場を設定する	①話し合いを行う場所の準備 ②話し合いを行う時間帯への配慮

（4）ACPの緊急度

緊急度は高いか，低いか（すぐに意思決定しなければならないか，意思決定までに時間的な余裕があるか），いつまでに決めたほうがよいかなどを明確にしておく。

2 ｜ 必要な情報を収集し共有する

ACPを始めるにあたって，必要な情報を収集・整理し，関係者で共有しておく。話し合いを始めるにあたって，本人に提供できる有益な情報はないか（今後の治療や療養生活に使えるサービスや相談できる機関，人など）検討しておくとよい。事前に情報収集と共有をすることで，情報不足によるトラブルを避けるだけでなく，多職種によって様々な情報を持ち寄ることができる。

（1）事前に収集する情報の確認

事前に収集しておくべき情報を確認し，その内容を整理しておく。たとえば，病状や治療について医師に確認する，家族の状況や考えを把握するなどである。

（2）提供する情報の収集

話し合いを始めるにあたって，患者・家族に提供できる有益な情報（今後の治療や療養生活に使えるサービスや相談できる機関，人など）を収集する。

（3）情報の共有

事前に，参加者による情報共有や打ち合わせなどが必要かを検討し，必要な場合は，いつ，どこで，誰が参加するかを決めておく。

3 ｜ 役割分担を決め，必要物品を揃える

（1）話し合いの役割分担

チームで支援するためには，役割を分担し，それぞれが自分の役割を認識しておくとよい。誰かに負担が偏ることがないように，状況に応じて関係者が協力し合う（役割については，PART 1 Section 2の「2 Who：誰が誰に行うのか」p.28参照）。

（2）配慮が必要な事項の確認

患者・家族の身体的な状態や認知機能に応じて，配慮が必要な事項を確認する。

（3）必要物品の準備

患者・家族が理解しやすい資料（平易な言葉による説明，見やすいように拡大した資料）を準備しておくとよい。話し合いのときに必要な物品（電子カルテ，記録紙，意思決定支援シートなど）も準備しておく。

4 ｜ 場を設定する

ACPについて話し合う場の設定はとても重要である。医療者やケア提供者との話し合いでは，患者と家族は緊張しがちである。特に深刻な病状について話すとき，患者・家族の緊張度は高まり，思考は停止し，自分の気持を素直に表現することが難しくなる。そのため，できる限り緊張させない雰囲気をつくる必要がある。

（1）話し合いを行う場所の準備

ACPを話し合う場所として，医療機関では面談室などが使われることが多く，場合によってはナースステーションの端ということもあるだろう。患者・家族は，医療者の態度だけでなく，その場の雰囲気や環境からも様々なことを感じとるため，話し合いのために案内された部屋が雑然とした場所だったら，「この話し合いは大事にされていない」と感じるだろう。そのため，話し合う場所はきちんと片づけ，関係のない人が出入りしない，静かで音が漏れないように工夫する。患者・家族が話し合いに集中でき，個人的な話をしても大丈夫という安心感がもてることが重要である。

テーブルと椅子を準備する際は，席順にも配慮する。一般的に，人は正面から見つめられると緊張し，過剰に反応したり，羞恥心を感じたりしやすいとされている。そのため，患者・家族の席は，医療者と正面から向き合うような位置は避け，L字型で，近すぎない程度に配置する。部屋に案内する際に，患者・家族に席を選んでもらい，それに応じて医療者が着席してもよい。

（2）話し合いを行う時間帯への配慮

話し合いは，患者が疲れていない時間帯を選ぶことが望ましい。特に認知症患者や高齢者などの場合，集中できる時間帯が限られている。患者が集中できる時間帯や本人が望む時間帯（家族が来院できる時間帯など）を選んで話し合いの時間を設定する。業務の都合上，難しいようであれば，検査や治療後，夕方など，患者が疲れている時間帯を避けるように配慮する。

落ち着いた環境で，緊張がほぐれると，素の自分を表出できるようになる。患者・家族が「擁護されている」という感覚を抱くと，ACPに対する抵抗感が和らぐ。

3 アドバンス・ケア・プランニング（ACP）に必要なコミュニケーションスキルとポイント

1 安心できる雰囲気づくりのためのコミュニケーションスキル

ACPでは，どうしても病状や治療についてのシビアな話が多いので，医療者も身構えて話を切り出すことになり，無意識のうちに患者や家族の安心をおびやかしている可能性がある。患者が安心して話ができる雰囲気づくりを心がける。

以下に紹介するコミュニケーションスキルは，患者が安心できる雰囲気づくりと，患者との信頼関係をつくるうえで役立つので，参考にしていただきたい。

1 | 安心を引き出すコミュニケーションスキル

▶話すときは穏やかな表情や口調を意識する

▶話を聴くときはやや身を乗り出し，タイミングよく相づちを打ち，うなずく

▶最初の話し合いでは，まず話し合いに参加してくれたことへの感謝を伝える

▶本題に入る前に，相手の状態を尋ね，家族へのねぎらいを伝える

2 | 信頼を築くコミュニケーションスキル

▶ペーシングを用いる

相手に信頼感をもってもらうコミュニケーションスキルの一つにペーシングがある。ペーシングは，相手の言葉や動きを合わせることで，両者に一体感をもたらすスキルである。

具体的な方法として，①呼吸のリズムやスピードを相手に合わせる，②姿勢や動き，表情などを相手に合わせる，③相手と同じトーンやスピードで話す，④視線を軽く合わせて話す，⑤相手の言葉を繰り返す，⑥相手の話を途中でさえぎらない，⑦相手より少し遅れてさり気なく合わせるである。①，②，③が難しい場合もあるが，意識するだけでも雰囲気が違ってくるので心がけておきたい。

▶視線を軽く合わせる

▶うなずきや相づちは相手の話を聴いているというサインになるので，適度に行う

▶相手の非言語的メッセージ（表情や顔色，声のトーン，姿勢，ジェスチャー，よく使う言い回しなど）を見分ける

▶話をさえぎらず最後まで聴く

▶沈黙は考えている大事な時間ととらえ，話をせかさない

▶先走って結論を出さない

▶腕や足を組む姿勢は，相手を受け入れていないというサインになるので避ける

▶適度に質問し，相手の言葉を繰り返すことによって，相手に「聴いてもらっている」と感じてもらう

▶話を要約することで，相手の話を理解していることを伝える

2 ACPの状況別コミュニケーションのポイント

　最後に，患者の心理的負担を軽減するためのコミュニケーションのポイントと会話の例を表3-1に示す。前述したように，これを使えばACPがうまくいくというような即効性のある方法はない。医療者やケア提供者にできるのは，患者・家族に対してACPのハードルを下げることと，患者・家族が「擁護されている」と感じてもらうことである。

表3-1　ACPを行うときのコミュニケーションのポイントと会話の例

状況	コミュニケーションのポイントと会話の例
ACPを始める	●患者にACPの目的を伝えて承認を得る 「○○さんが希望する医療やケアを提供できるように，話し合いの機会をもたせていただきたいのですが，よろしいでしょうか」 「これからも一緒に頑張っていきたいので，○○さんが今後希望する治療やケアについてお話をうかがってもよいでしょうか」 ●家族などの重要他者の参加を確認し，患者が安心して話し合いに臨めるよう配慮する 「ご家族かご友人など同席してほしい人がいらしたら，遠慮なくおっしゃってください」
ACPを切り出す	●一般化した表現を使い，不安をあおらない 「一般的なことでおうかがいしたいのですが…」 「みなさんにお聞きしていることなのですが…」 ●患者の希望に沿って医療・ケアを提供したいという気持ちを伝える 「治療を選択するだけでなく，○○さんの希望や気持ちに沿った治療やケアをしたいので，一緒に考えてみませんか」 ●ACPは将来の悪化に備えるだけでなく，患者の意向を生かす希望のある作業であることを伝える 「先々に備えるだけでなく，○○さんの希望や価値観を療養生活に生かして，望まれる形にするために話し合いたいのですが，いかがでしょうか」
患者が拒否を示したとき	●患者の気持ちを尊重しつつ，拒否の理由を把握する 「よろしければ，その理由をおうかがいしてもいいですか」 「今，そのことを考えるのは負担に感じますか」 「どんなことが負担に感じますか」 「もしよろしければ，どんなことが負担に感じるか，おうかがいしてもいいですか」
患者の認識を把握する	●患者の認識と現状との相違点を把握する 「○○さんはご病気について，どのように理解されていますか」 「○○さんは今後の見通しについて，どのようにお考えですか」
現状を伝える・共有する	●患者の病状や将来の見通しをどこまで知りたいかを把握する 「病状や今後のことについて，詳しく知りたいですか。それとも詳しく知るのは嫌ですか」 「病状や今後のことについて，どの程度まで知りたいですか」 「○○さんにとって嫌なこととは具体的にどんなことですか」 「悪い話とはどんな内容のことですか」 「○○さんは何について知りたいですか」

表3-1 **ACPを行うときのコミュニケーションのポイントと会話の例（つづき）**

状 況	コミュニケーションのポイントと会話の例
現状を伝える・共有する	● 患者が受け止められるだけの情報量を心がけ，必要に応じて複数回に分けて説明する 「今，できる範囲のことを考えていけばいいので，無理せずにやっていきましょう」 「今日はここまでにして，後日一緒に考えましょう」 ● 話し合いの最後に，話を要約して伝え，現状と今後の見通しを共有する 「今日は〇〇と△△についてお話ししました。その内容は●●で，▲▲でしたよね。そのため，これから■■をやっていきましょう」 「今日は〇〇ということで，△△までお話ししましたね。それで合っていますか」 ● 体感的に理解できるよう，患者の「感覚」をセットにして説明する 「この治療を行うと，〇〇さんの状況は■■になります。日常生活だとこんな点が大変になりますが，●●の点ではとても楽になります」 「この治療を行うと，〇〇さんの生活面でこんなことが楽になります。たとえば，△△ができるようになったり，●●が楽になったりします」 ● 患者の不安や動揺をできるだけ最小限にする 「△△だといいのですが，私たちは▲▲を心配しています」 「△△が望ましいのですが，おそらく難しいと思います。ですので，▲▲について考えてみたいと思いますが，いかがですか」 ※病状の悪化に伴い具体的なことを切り出す場合や，予後不良の病状を伝える場合は以下を参照
患者の価値観を探索する	● 患者が大切にしていることについて聴く 「もし病状が悪くなったとき，〇〇さんにとって一番大切にしたいことは何ですか」 「〇〇さんの生きがいや支えになっているものは何ですか」 「元気や勇気が湧くものは何ですか」 「〇〇さんが生きていくうえで欠かせないと思われることは何ですか」 「〇〇さんが自分でやりたいと思うことは何ですか」 「どんな状態だとよいですか。どんな状態は嫌ですか」 「どんな状態が居心地よいですか。どんな状態だと居心地が悪いですか」 「どんなことをしてほしいですか。してほしくないことはどんなことですか」 ● 患者が抱えている不安について聴く 「今，気がかりなことは何ですか」 「何か心配なことはありますか」 「何か気になることはありますか。どんなことでも遠慮なくおっしゃってください」 「〇〇さんが困っていることはありますか」
代理意思決定者を選ぶ	● 患者の希望や価値観に沿って医療やケアの判断をしてくれる人を検討する 「あなたのことをよく知っていて，あなたの考えを大切にしてくれる人は誰ですか」 「あなたの価値観をわかっていて，それに基づいて考えたり選択したりしてくれる人は誰ですか」 「ご家族や身内の方に限らず，ご友人でも後見人でもかまいません。〇〇さんのことを一番理解して気持ちに寄り添って考えてくださる方が望ましいです」
病状悪化について話す	● 一般化した質問として，ふだんの考えや体験に焦点を当て，不安をあおらないように配慮する 「もし意識がなくなったらどういう状態で過ごすのがよいと思いますか」 「皆さんに聞いていることなのですが，呼吸や心臓が止まったときのことについて考えたことがありますか」 「判断能力がなくなったときや体が動かなくなったとき，どのような状態で過ごすのがよいと考えますか」 「ご家族や身内の方で同じようなことを体験したことがありますか。そのときはどうされましたか」「よかったらそのときにどんなことを考えたか教えていただけますか」
終末期についての希望を把握する	● 患者の望む終末期の状態について聴く 　・「これは皆さんにおうかがいしていることなのですが…」というような前置きをする 　・患者の反応をみながら，患者の病状に合わせて具体的な希望を聞いていく 　・痛みや治療の程度については，PART 2 Section 2「終末期における苦痛への対応と治療の程度についての考え方」（表2-8）を参照 「人生の最期に受ける治療について，どんなイメージをもっていますか」 「〇〇さんの理想的な最期は，どんなイメージですか」 「人生の最期に望むこと，望まないことは何ですか」 「人生の最期にしてほしいこと，してほしくないことは何ですか」 「人生の最期は，どこまで治療をしてほしいですか。どの程度の治療なら我慢してもよいと思いますか」 「たとえばこの治療をすると，△△のような状態になるかもしれません。治療をしないと，▲▲のような状態になります。〇〇さんの希望に近いのはどちらでしょうか」 ● 「自然な最期がよい」「自然な状態で死にたい」などと答えた場合は，具体的な状況やイメージを尋ねる 「〇〇さんにとって自然な状態とはどんな状態ですか。もう少し詳しく教えてもらえますか」 「どんな状態だと自然だと感じますか」 「自然な状態で過ごすために，どこまで治療したいですか。痛みや苦痛についてはどうしたいですか」

アドバンス・ケア・プランニング（ACP）に必要なコミュニケーションスキルとポイント

表3-1 **ACPを行うときのコミュニケーションのポイントと会話の例（つづき）**

状 況	コミュニケーションのポイントと会話の例
予後不良の病状を伝える	●患者・家族のこれまでの努力をねぎらいながら，現状を伝える 「ずっと頑張ってこられた姿を見ているので心苦しいのですが，残念ながら今の状況では，この治療を行っても回復は難しいと思います」 「本当に今までよく頑張ってこられましたね。だからもっとこの治療を続けたいのですが，現在の状況ではあまり効果が見込めないと思います」 ●代替案となるゴールを示し，最期まで患者の最善に寄り添う気持ちを伝える 「おそらく回復は難しいと思われます。ここからは苦痛を緩和することを治療のゴールにして，少しでも安楽な状態にすることがよいと思いますが，いかがでしょうか」 「ずっと頑張ってこられて，体もつらくなってきたと思います。体が楽になる治療を考えてみませんか」 「△△の治療は効果があまり見込めないのですが，その代わり▲▲の治療があります。▲▲は苦痛を緩和したり，副作用を減らしたりします。こちらを試してみませんか」 ●患者・家族が拒否的な反応を示していれば理由を確認し，必要に応じてゴールを再設定する 「その理由をうかがってもよろしいですか」 「○○さんはどういう状態を望みますか。あるいはどういう状態だけは嫌ですか。それに応じてほかの方法を検討してみましょう」
代理意思決定者を支える	●本人の意向がわからない場合，代理意思決定者が本人の意思を推定できるように支援する 「もし○○さんに意識があったなら，現状をどう感じると思いますか」 「もし○○さんだったら，何を望むと思いますか」 「○○さんはどうしてほしいと思いますか」 ●代理意思決定者の思いを聴き，サポートする 「△△さん（代理意思決定者）は，○○さん（患者）にどうしてあげたいですか」 「△△さんは，○○さんがどんな状態だったらよいと思いますか」 「○○さんにしてあげたいことは何ですか」 「代理意思決定でつらいこと，悩んでいること，心配なことはありますか。あったら遠慮なくおっしゃってください」 「誰かほかに相談できる人はいますか。いらっしゃるならば，その人とも相談できるように調整します」 （患者死亡などによりACPが終了した後） 「今まで本当に大変でしたね。よく頑張られたと思います」 「考えるだけ考えて，やれるだけやったと思います。今はご自身をいたわってください」 「今回悩んだことをとおして，○○さんのことをたくさん考え，知る時間がもてたのではないでしょうか」 「○○さんの気持ちに寄り添おうとしてあれだけ一生懸命悩まれたこと，○○さんにも伝わっていると思います」

1 │ ACPを始める

▶患者にACPの目的を伝えて承認を得る

　通常は，診察やケア時にACPの話を切り出すケースが多いと思うが，あらためて場を設けて話すことを勧める。話し合いを開始するときは，まず「○○さんが希望する医療やケアを提供できるように，話し合いの機会をもたせていただきたいのですが，よろしいでしょうか」と伝えて承認を得る。このとき重要なのは，患者の希望に沿っていきたいという気持ちを伝えることである。話し合いが必要だから場を設けたのではなく，患者の希望に沿うために場を設けていること，患者がこの話し合いの主体であることが伝わるようにする。

▶家族などの重要他者の参加を確認し，患者が安心して話し合いに臨めるよう配慮する

　話し合いに際して，患者の他に家族などの参加を希望するかどうか確認する。患者が重要他者の参加を希望した場合は，参加が可能になるように時間や場所を調整する。ACPの主役は患者であり，医療者やケア提供者はできる限り患者の希望を取り入れ，患者が安心して話し合いに臨めるようにサポートすることを伝える。

▶**一般化した表現を使い，不安をあおらない**

ACPを切り出すときには，一般化した表現を用いる。「一般的なことでおうかがいしたいのですが…」「みなさんにお聞きしていることなのですが…」など，一般的によくある，よく行っていることとして表現する。こうした表現を用いて，自分だけに悪いことが起こっているのではなく，一般的によくある話なのだと感じてもらい，不安をあおらないようにする。

▶**患者の希望に沿って医療・ケアを提供したいという気持ちを伝える**

単に治療上の選択を考えてほしいのではなく，患者の価値観を大事にして，なるべく意向に沿う医療やケアを提供したいことを伝え，患者に擁護されているという感覚をもってもらう。

▶**ACPは将来の悪化に備えるだけでなく，患者の意向を生かす希望のある作業であることを伝える**

ACPについて説明するときは，最悪の結果に備えるだけでなく，自分の意向をできるだけ療養生活に反映させていく希望のある作業であることを伝え，「してほしいこと」や「してほしくないこと」などの要望を話してもらい，ACPに対する意欲をもてるようにする。

3 | **患者が拒否を示したとき**

▶**患者の気持ちを尊重しつつ，拒否の理由を把握する**

患者が「悪いことは考えないようにしている」「今は考えたくない」などと拒否の姿勢を示したときには，無理に話を進めず，その思いを受け止めつつ，その理由を尋ねておく。理由を尋ねておくと，患者が今後について話し合うことをどうとらえているのかがわかり，患者の価値観を理解する材料となる。その後で，今後どう働きかけていくか，その方法と機会を再検討する。

4 | **患者の認識を把握する**

▶**患者の認識と現状との相違点を把握する**

しばしば医療者と患者とで認識している病状と今後の見通しが異なる場合がある。ここが異なると，医療者がACPを切り出しても，患者が必要性を感じられず，話が進まない。そのため，患者が，病状や今後の見通しをどのように認識しているかを尋ね，現状とのズレがないか確認する。このとき，可能であれば，患者の言葉で認識を表現してもらうとよい。表現できない場合は，言い換えなどで，できる限り患者が考えを表出できるようにサポートする。患者の認識を把握することで，患者に適した説明や話し方を知ることもできる。認識に相違や不足があれば，再度情報を提供し，理解を促していく。

▶**患者の病状や将来の見通しをどこまで知りたいかを把握する**

現状を伝える際には，医療者による情報提供を踏まえて，医療者と患者の双方で現状と今後の見通しを共有する。今後の見通しを伝えるとき，特に予後不良について伝えるときなど，患者がどこまで知りたいのかを把握しておくことが重要となる。

医療者でない限り，どの程度まで知りたいか具体的に表現できる人は少なく，「嫌なことは聞きたくない」「悪い話は嫌だ」と曖昧な返答になることが多い。その場合は，「○○さんにとって嫌なこととは具体的にどんなことですか」「悪い話とはどんな内容のことですか」など，本人が嫌だと思うものを具体的に把握する。

話の範囲については，すべてについて知りたいか，詳しく知りたいかなどについて尋ねるだけでなく，何について知りたいかを尋ねてみるのも一案である。「○○さんは何について知りたいですか」と尋ねていくと，「治るか，治らないか」「苦しい思いをするのか」「治療が大変なのか」「体が動かせなくなるのか」など，患者にとっての知りたいことが細切れで出てくることもある。これらをつなぎ合わせることで，本人の知りたい範囲や関心事，心配事などが浮かび上がることもある。

▶**患者が受け止められるだけの情報量を心がけ，必要に応じて複数回に分けて説明する**

▶**話し合いの最後に，話を要約して伝え，現状と今後の見通しを共有する**

医療者が丁寧に説明したつもりでも，患者がすべて理解しているとは限らない。人が1分間に聞くことができるのは600〜800語程度であり，聞いているだけの状態では，次第に集中力を失ってほかのことに気をとられがちになるといわれている。一般の人が医学的な話を正確に理解することは難しい。患者や家族が受け止められるだけの情報量を心がけ，必要に応じて複数回に分けて説明する。

複数回に分ける場合は，話し合いの終わりに話した内容を要約して伝え，次回の冒頭に前回の要約を繰り返して，患者の確認をとるとよい。複数回にわたらない場合でも，双方が共通の認識をもてるように，話し合いの最後に話を要約して伝え，患者に確認する。

▶**体感的に理解できるよう，患者の「感覚」をセットにして説明する**

感覚をセットにするとは，この治療やケアによって患者の日常生活がどうなるのか，患者の感覚に合わせて伝えるということである。たとえば，治療によって，今まで苦労していたことや苦痛だったことが体感的にどう変わるのか，患者の日常生活に合わせて伝える。「今まで膝の痛みで立ったり座ったりが大変でしたよね。○○によって，その痛みが少し和らぐので立ち上がりが楽になりますよ」など，患者の生活場面で具体的にどうなるか，患者がどう感じるのかを伝えることで，具体的に理解できるように配慮する。

▶**患者の不安や動揺をできるだけ最小限にする**

予後不良の見通しについて話すときは，不安や動揺を最小限にとどめるように努力する。悪い状態にならないでほしいという患者の思いや願いを肯定し，最悪の事態に備える

ことで，患者の苦痛が最小限になること，そのための方法を代替案として伝える。

6 | 患者の価値観を探索する

患者の価値観の根幹となる，患者が大切にしていることや不安に思うことについて聴いていく。これらを聴くことで患者の価値観や療養生活に望むこと，すなわち患者にとってのQOLを探索する。不安や心配事は，本人が「本当はこうだったらいいのに」という気持ちの裏返しでもあるので，これも価値観や意向を把握するのに役立つ。

▶患者が大切にしていることについて聴く

患者が大切にしていることは様々で，「最後まで諦めない」といった人生観から，「人の迷惑になりたくない」「大事な人に見守られたい」などの人間関係，「下の世話を受けたくない」といった日常生活の具体的なことまで，その内容は様々で曖昧な表現が多い。そのため，その言葉の奥にある意味を尋ねていく必要がある。たとえば「下の世話は受けたくない」と言った場合，なぜそれが嫌なのかを尋ねる。そうすると「当たり前のことができなくなることがつらい」「人の世話になるのは惨めだ」という思いにたどり着くことがある。そうすると，患者が求めているものや，それに対してどう働きかければよいのかが見えてくる。

生きがいや支えとして，「孫の結婚式まで生きたい」「○○を成し遂げるまでは頑張りたい」などがあるが，それ自体が人生の目標になっていることも多く，ケアのゴールを設定するときの参考になる。また，人生の目標について語ってもらうことは，つらい状況にある患者にとって支えや希望を再認識することにつながる。

好き嫌いについては，個人の好みの部分でもあるので話しやすい内容といえる。「どんなところが好きですか」「どんなことが嫌ですか」「どんな状態になるのが嫌ですか」というように，具体的にイメージできるように質問していくとよい。

患者が生きていくうえで欠かせないと思うことが，ADLやコミュニケーションに関連したこと（自分で食べられる，トイレに行ける，人と話すことができるなど）であることも多い。その場合，最悪の事態に備えることを前提に話をしていると，将来その能力を失う可能性を示すことにもなる。そのため，患者の反応に十分注意し，不安な様子がみられたら不安に感じていることを丁寧に聴くようにし，患者の反応によっては話を切り替えるなど配慮を行う。

▶患者が抱えている不安について聴く

不安や心配事も，本人の望みや価値観を知る手がかりとなり，具体的な問題解決の糸口となることもある。たとえ解決できないものであっても，聴いてもらうだけで気持ちが落ち着くこともあるので，傾聴に努める。また，不安や心配事について聴くときは，不安や心配事の裏にある「こうなったらいい」「こうであってほしい」という気持ちに焦点を当てて，「○○さんは△△となることを望んでいるのですね」と，患者が希望していることを言葉にし，それを実現する方法を一緒に考えていくようにする。

7 | 代理意思決定者を選ぶ

▶患者の希望や価値観に沿って医療やケアの判断をしてくれる人を検討する

代理意思決定者は，単に家族や身内とするのではなく，自分のことをよくわかってくれて価値観や好みを大事にし，それに基づいて判断してくれる人を考えてもらう。必ずしも身内が本人の価値観を把握しているとは限らず，友人のほうがよく理解している場合もある。

8 | 病状悪化について話す

▶一般化した質問として，ふだんの考えや体験に焦点を当て，不安をあおらないように配慮する

病状悪化は，患者にとって悪い知らせになる。そのため，一般化した質問で，患者のふだんの考えや体験に焦点を当て，不安をあおらないように工夫する。
「もし意識がなくなったらどういう状態で過ごすのがよいと思いますか」「ご家族や身内の方で同じようなことを体験したことがありますか」など，患者の一般的な考えやこれまでの経験を聞くことで状況を汎化し，客観視することで，衝撃を和らげる。そこから，患者だったらどう考えるか，どうしたいのかを尋ね，本人の意向を探っていく。たとえば，以前に何らかの同じような経験があったと答えた場合，「よかったらそのときにどんなことを考えたか教えていただけますか」など，経験をもとにして自分の気持ちを振り返ってもらうとよい。もし，話しているときに，つらそうな表情や態度がみられたら無理に進めず中止し，時間をおくなど配慮する。

9 | 終末期についての希望を把握する

▶患者の望む終末期の状態について聴く

終末期についての話は誰もが死を予測するため，最も心理的負担が重い。ここでも一般化した表現を用いて，患者の考えを尋ねるとよい。終末期にどんな生活を送りたいのかを尋ねることで，患者が望む状態をイメージしてもらい，治療やケアのゴールの参考にする。患者が延命治療の問題を抱えている場合，患者が望む状態と延命のための入院加療や積極的治療の程度をすり合わせて尋ね，具体的にどこまで治療するのかを一緒に検討していく。

▶「自然な最期がよい」「自然な状態で死にたい」などと答えた場合は，具体的な状況やイメージを尋ねる

「最期は自然な状態でお願いします」など，患者の表現が曖昧で間接的な場合は，もう少し踏み込んで，「○○さんにとって自然な状態とはどんな状態ですか」と具体的なイメージや希望を尋ねる。

▶**患者・家族のこれまでの努力をねぎらいながら，現状を伝える**

　予後不良の病状をはっきり伝えなければならない場面では，まず患者と家族のこれまでの努力をねぎらう。そして現状を伝え，患者と家族の反応を確認する。その際，重要になるのはケアのゴール設定である。これについてはPART 1 Section 2「アドバンス・ケア・プランニング（ACP）の進め方：5W1Hのタイミングと手順」を参照されたい。

▶**代替案となるゴールを示し，最期まで患者の最善に寄り添う気持ちを伝える**

▶**患者・家族が拒否的な反応を示していれば理由を確認し，必要に応じてゴールを再設定する**

　治療の効果がなく，予後不良となっても，必ずゴールの代替案を提示し，最期まで本人の最善に寄り添うことを伝える。もし患者・家族が拒否的な反応を示せばその理由を確認し，拒否の先にある患者・家族の望むあるいは望まない状態を明確にし，ゴールを再設定する。

▶**本人の意向がわからない場合，代理意思決定者が本人の意思を推定できるように支援する**

　代理意思決定者に対しても，患者本人と同様にコミュニケーションへの配慮が必要となる。特に，本人の意向がわからない場合は，最善の利益判断[*]を行うことになるが，その場合でも，「本人に意識があったなら，現状をどう考えるだろうか」「もし判断能力があったら，どういう決断をしていただろうか」という本人の意思を推定し，それに基づいて最善の利益判断が行えるように支援する。

▶**代理意思決定者の思いを聴き，サポートする**

　どんなに考えても本人の意思が推定できないような状況もあるので，代理意思決定者が「あのとき，こうすればよかった」と後悔することがないように，代理意思決定者の思いを傾聴する。また，患者にしてあげたいことや患者が望むことを共に考え，悩みや不安が話せるようフォローする。

　ほかに相談できる人がいる場合は，相談できるように場所や時間を調整する。急変時などは時間的な余裕がないことも多いが，家族や代理意思決定者が擁護されていると感じられるように支援する。

　代理意思決定が様々な理由でうまくいかないまま患者が亡くなった場合，代理意思決定者は「これでよかったのだろうか」という後悔や罪悪感の感情を抱くことが多い。そのため，ACP終了後に代理意思決定者のこれまでの苦労を労い，グリーフワークと併せて後悔や悲しみの思いを傾聴するコミュニケーションを行う。後悔だけでなく，プロセスのな

---

[*] 最善の利益判断：本人に判断能力などがなく，本人の意向がわからない場合に，家族や関係者が本人に代わって，本人にとって最善の利益となるように判断することをいう。

かでのプラスの部分（悩みながらも患者の意向に寄り添おうとした，患者の価値観や思い
をあらためて考える時間がもてた，熱心に介護して看取ったなど）に目を向けられるよう
にサポートする。

アドバンス・ケア・
プランニング（ACP）を
見える化しよう

1 人生曲線を描いて意思決定のタイミングを把握しよう

PART 1，PART 2で，ACPの基本的な知識や各ケア領域におけるACPの特徴などをみてきた。それらを踏まえて，PART 4では，実際に患者のACPを「見える化する」ための方法について考えていきたい。「見える化」するとは，グラフや文字を用いて，患者の思いや意向を表し，意思決定のタイミングや支援内容を検討できるようにするということである。そのために，人生曲線シートと意思決定支援シートを用いて患者の情報を整理する。

患者のACPを「見える化する」うえで，ACP開始のタイミングは重要なポイントとなる。以下にACP開始のタイミングをとらえるヒントになるものとして，人生曲線シートを紹介する。

1 人生曲線を描くとは

PART 1で解説したillness trajectory（疾患の軌跡，「2　アドバンス・ケア・プランニング（ACP）の進め方：5W1Hのタイミングと手順」図2-1，p.27参照）のように，誰もが疾患やライフステージに応じて様々な人生の軌跡を描いている。慢性進行性疾患を抱える患者は，長期間にわたって病状の悪化と回復を繰り返すという身体的状況の経過曲線（以下，身体曲線）を描くし，急変や発作を起こす疾患を抱える患者であれば，急下降する身体曲線を描く。また，人生には様々なライフイベントがあり，それに応じて患者の心理状態もアップダウンするため，心理状態の経過曲線（以下，心理曲線）も患者の人生を知るうえで重要となる。この2つの経過曲線（合わせて人生曲線とよぶ）には，ところどころに意思決定のきっかけとなったり，決定を迫られたりするタイミングがひそんでいる。また，タイミングだけでなく，その人がどのような病状を経て今まで生きてきたのか，どのような心理状態の変化をたどってきたのかを知る手がかりにもなる。患者の人生曲線を，人生曲線シートを使って描き，タイミングを検討してみよう。

患者のACPを考えるうえで，いつ，どこでどのようなタイミングが開始のきっかけになるのかは人それぞれである。そのため人生曲線（身体曲線，心理曲線）を中心に，その

時々の患者や家族，周囲の関係者の思いや言動などの情報を加えて，患者がどのような意思決定を必要としたのか，また，医学的根拠をもとに今後の経過を予測し，そこでどのような意思決定が必要になってくるのかを検討する。

2　人生曲線シートの書き方

1 │ 人生曲線シートの内容

人生曲線シートは，表1-1の内容で構成される。人生曲線シートの凡例を図1-1に示す。

①時　間

年齢や年代，本人にとって意味のある時期，その時々の治療ステージなど，時間軸を記載して，どの時期にどんなことがあったのかがわかるようにする。

②本人の人生曲線

病状などに応じた身体曲線と，心理状態に応じた心理曲線のアップダウンを描く。これによって患者の状況を視覚的に把握する。アップダウンは状況が把握できる程度のおおまかなものでかまわない。実際に経過した部分は実線，本人の話や情報から予測される部分と医学的に今後予測される経過は点線で描く。曲線のアップダウンの背景となった状況についても，アップダウンの該当部分に吹き出しなどで示し，内容を記載しておく。

③本人の考えや意向

本人の性質や考え方，価値観，人生曲線に応じたその時々の思いや考えを示す言葉や行動，表明された意向，意思決定内容などを記載する。意思表明によって決定した事柄は色分けや枠で囲むなど，わかりやすくするとよい。

④家族・周囲の考えや意向

家族や患者にとって重要な人物（重要他者は家族だけとは限らない）に関することを記載する。内容は③と同様，家族の考えや思いを示す言葉や行動，家族が置かれている状況も記載しておく。特に，家族の意向が患者の意向と異なる場合などはその理由や状況を記載しておく。たとえば，家族が病気などで介護できない，患者の意向に親族が反対している，などである。

表1-1　**人生曲線シートの内容**

①時間（年齢，年代，時期，治療ステージなど）
②本人の人生曲線
・身体曲線（病状などによる身体的状況の経過）
・心理曲線（ライフイベントやそのときの状況，疾患などに応じた心理状態の経過）
③本人の考えや意向（性質や考え方・価値観，そのときの思いや意向など本人に関すること）
④家族・周囲の考えや意向（本人との関係性，各自の考え方・価値観，そのときの状況，思いや意向など）
⑤医療者やケア提供者の判断やかかわり（医学的・ケア的判断や妥当性，本人や家族に対する考えや思い，どのようなかかわりをしたのか）
⑥タイミング・支援のポイント（①〜⑤に応じて，ACPのタイミングとなるときはいつか，その理由は何か，そのときの支援のポイント）

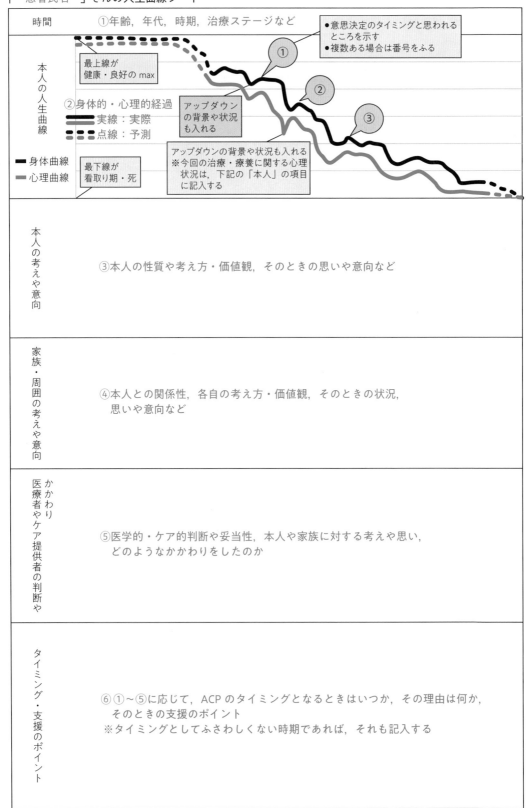

「 患者氏名 」さんの人生曲線シート

時間　　①年齢，年代，時期，治療ステージなど

●意思決定のタイミングと思われる
　ところを示す
●複数ある場合は番号をふる

本人の人生曲線

最上線が
健康・良好の max

②身体的・心理的経過
　━━ 実線：実際
　┅┅ 点線：予測

━━ 身体曲線
━━ 心理曲線

最下線が
看取り期・死

①

②

③

アップダウン
の背景や状況
も入れる

アップダウンの背景や状況も入れる
※今回の治療・療養に関する心理
　状況は，下記の「本人」の項目
　に記入する

本人の考えや意向

③本人の性質や考え方・価値観，そのときの思いや意向など

家族・周囲の考えや意向

④本人との関係性，各自の考え方・価値観，そのときの状況，
　思いや意向など

かかわり
医療者やケア提供者の判断や

⑤医学的・ケア的判断や妥当性，本人や家族に対する考えや思い，
　どのようなかかわりをしたのか

タイミング・支援のポイント

⑥①〜⑤に応じて，ACP のタイミングとなるときはいつか，その理由は何か，
　そのときの支援のポイント
※タイミングとしてふさわしくない時期であれば，それも記入する

図1-1　人生曲線シート（凡例）

⑤医療者やケア提供者の判断やかかわり

医療者やケア提供者の医学的妥当性に基づいた状況判断や今後の予測，患者や家族に対する考えや思い，どのようなかかわりをしたのかを記載する。特に，医学的判断が本人や家族の意向と合わない場合などは，その理由や状況を記載しておく。

⑥タイミング・支援のポイント

①〜⑤を踏まえて，どこに意思決定のタイミングがあるのか，どんな支援をしたらいいのかを検討する。まず，人生曲線上に意思決定が必要になる時点，あるいは本人の発言などから意思形成や意思表明のきざしと思われる時点を予測し，マークをつけておく。次にマークした時点でどんな意思決定をする必要があるのか，タイミングとして良いか悪いか，患者や家族の準備が整っているかを検討し，そのタイミングと状況に応じた支援ポイントや方法を記載する。特に，悪いタイミングで意思決定が難しい場合は，次にどんなタイミングを狙うのかをあわせて考えておくとよい（たとえば，抗がん剤治療中で心身ともに消耗して意思決定できないので，治療終了後で状態が落ち着いたときにするなど）。

2 ｜ 人生曲線シートの記載

以下の事例を，人生曲線シートの記載内容に当てはめて考えてみよう（図1-2）。

肺がん患者Ｍさんの事例

❶ 患者プロフィール

Ｍさん，54歳，男性。イベント企画会社の会社員。進展型小細胞肺がんⅣ期，高血圧。

妻は5年前に乳がんで他界。高校生（15歳）の息子と2人暮らし。そのほかの身内は義母のみ。

真面目で努力家。子どもの頃に厳しく躾けられたこともあって，「人様に恥ずかしくない人物でいなければならない」という信念をもって頑張ってきた。仕事の業績はトップクラスで，数々の大きなイベントを成功させている。仕事のストレスでタバコが手放せず，治療前までは1日に2箱吸うこともあったが，現在は禁煙している。妻が他界後，「父子家庭だから…」と言われたくない一心から，子どもの弁当作りなどの家事もこなしてきた。息子には「お前は男なんだから，強くなければダメだ。しっかりしろ」と言い，厳しく接してきたが，大切に思っており「母親に早く逝かれて不憫だ」と義母にもらしたこともある。

❷ 経　過

① 発病，診断

数か月にわたり咳および体重減少が続いていたが，Ｍさんは忙しさとタバコのせいだと思っていた。検診で肺がんが見つかり，精査にてⅣ期，リンパ節転移，胸水貯留を認める進展型小細胞肺がんと診断された。

「M」さんの人生曲線シート

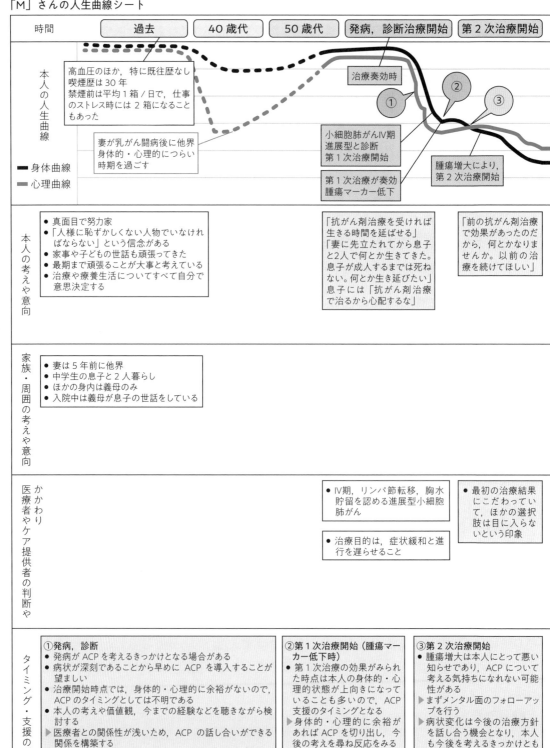

図1-2 Mさんの人生曲線シート

第3〜4次治療開始	現　在

骨と副腎に転移
第3次治療開始
骨転移の痛みに放射線治療

第3次治療が奏効せず第4次治療開始
病状悪化が著しい
歩行時にふらつきが強く車椅子移動
排泄はトイレまで歩行

息苦しさが強くなり，体力の低下が著しく，臥床していることが多い
病状の進行が速く，抗がん剤の選択肢が少なくなったため，第5次治療か緩和ケアを選択しなければいけない状態

④

⑤

トイレへの歩行を続ける
「下の世話を受けるようになったらおしまいだから」

- 息子に自分の重篤な状況を伝えたくない

- 抗がん剤治療を希望
「可能性はゼロじゃないですよね？　それならやるしかない。息子のためにも，そして私の人生をまっとうするためにも，できるだけ長く生き延びたいのです。お願いです。治療を続けてください」

- 心情を吐露
「自分はこだわりすぎなのかな…。義母が泣いているのを見てつらくなった。長くないのは薄々わかっています。確かに体がつらい。時々もう治療も何もかもやりたくないと思うことがある。でも諦められない。最期まで頑張ることが私の生き方なのです。でも，どうしたらいいんだろう」

- Mさんの意向により息子は不参加
- 義母が面談に参加

- Mさんの様子を見た義母は涙を流す
「本当は無理してほしくないし見ているのがつらいです。でも彼の性格を考えるとその気持ちを大事にしてあげたい。彼はやると言ったらやる人ですから」

- 義母からの息子の情報
「子どもは父親の病状が厳しいことに気づいていて，時々私に探りを入れてきます。でも口止めされているのであまり言えなくて。子どもにも父親を支えたい気持ちがあるんです」

- 歩行時のふらつきが強く転倒の危険があるため，ポータブルトイレや尿器使用を勧めたが，本人は拒否	- 今後に備えて様々なことを決めておいたほうがよい時期であり，息子との時間をもつことも必要であるが，まだ本人の気持ちが治療に向いているので難しい - 治療を続けることがMさんの支えであり価値観でもあるので，その思いは尊重したい - Mさんは辛抱強く，自ら苦しいと訴えないため，苦痛が強いまま，終末期や看取り期を迎えてしまうことになるのではないか	- 病状の進行が速く，抗がん剤の選択肢が少なくなっている - 今後の治療，療養の調整が必要 - 第5次治療か緩和ケアという選択肢を提示

- 全身状態が悪化傾向にあるため，家族を含めて今後の方針を話し合う必要性がある

④第3〜4次治療開始	⑤現在（今後の治療選択時期）
- 多彩な症状が出ており，今後意思決定が難しくなってくる可能性があり，意思決定のリミットが迫っている ▶息子のために生き延びたい，最期まで頑張りたいという価値観が基準となっているので，それを生かすようなかかわりを検討する ▶医療者に頼れないMさんの性格に配慮して介入する	- 治療にこだわる気持ちが揺らいでおり，苦痛を表現するようになっている。様々な思いが切り替わる可能性があるので，ACPのタイミングになり得る ▶最悪に備えるだけでなく，Mさんが望む「自分らしい人生をどう計画するか」という視点でACPを進める ▶残りの時間をどういう状態で過ごしたいか，望むこと／望まないことは何かを考えてもらう ▶息子との時間をつくる ▶義母はMさんを理解しており，Mさんも頼っているので，重要他者としてサポートしてもらう。場合によっては，息子との橋渡しの役割を担ってもらう ▶苦痛緩和に努め，安楽な状態となるようなケアを行う

② 第1次治療開始（腫瘍マーカー低下時）

　抗がん剤治療を開始したところ奏効し，腫瘍マーカーの低下がみられた。そのためMさんは，「抗がん剤治療を受ければ生きる時間を延ばせる」と考えるようになった。

　Mさんは「妻に先立たれてから息子と2人で何とか生きてきた。息子が成人するまでは死ねない。何とか生き延びたい」と話し，治療に積極的だった。息子は高校受験を控えており，義母が世話をしていた。Mさんは，息子に負担をかけたくないと思っており，自分ががんであることは伝えていたが，病状については「抗がん剤治療で治るから心配するな」とだけ話した。治療や療養生活について誰にも相談せず，すべて自分で意思決定していた。

③ 第2次治療開始

　腫瘍増大が認められ，抗がん剤の第2次治療が開始された。Mさんは最初の抗がん剤治療での効果が念頭にあり，「前の抗がん剤治療で効果があったのだから，何とかなりませんか。以前の治療を続けてほしい」と希望した。主治医は，Mさんが抗がん剤治療にこだわっていて，ほかの選択肢は受け付けないという印象をもった。

④ 第3～4次治療開始

　骨と副腎にも転移が認められたため入院し，第3次治療を開始した。また，骨転移の痛みに対する放射線治療を行った。しかし第3次治療の効果が得られなかったため，第4次治療として抗がん剤の内服を開始したが，病状は急速に悪化の一途をたどった。歩行時のふらつきが増えてきたが，トイレへは無理して歩行している。転倒による骨折の危険性があるので，看護師がポータブルトイレや尿器の使用を勧めたが，Mさんは「下の世話を受けるようになったらおしまいだから」と嫌がった。

⑤ 現在（今後の治療選択時期）

　息苦しさが強くなり，体力の低下が著しく，臥床していることが多くなった。医療チームは，病状の進行が速く，残された時間が少ないことを危惧していた。チームカンファレンスでは，「今後に備えて様々なことを決めておいたほうがよい時期であり，息子との時間をもつことも必要であるが，まだ本人の気持ちが治療に向いているので難しい」「治療を続けることがMさんの支えであり価値観でもあるので，その思いは尊重したい」という意見が出された。また，「Mさんは辛抱強く，自ら苦しいと訴えないため，苦痛が強いまま，終末期や看取り期を迎えてしまうことになるのではないか」という懸念も出たため，家族を含めて今後について話し合うことになった。

　Mさんは，高校生になった息子に自分の重篤な病状を伝えたくないと言い，面談には義母と2人で参加した。

　面談の席で主治医は，病状の進行がかなり速く，抗がん剤の選択肢が少なくなったことと，今後の治療や療養の調整が必要であることを伝え，第5次治療として抗がん剤治療か，抗がん剤を終了して緩和ケアを中心とするという選択肢を提示した。また，抗がん剤のメリットとデメリットや，今後の化学療法は死につながるという可能性も説明した。

　Mさんは毅然として主治医の説明を聞き，「可能性はゼロじゃないですよね？　それな

らやるしかない。息子のためにも，そして私の人生をまっとうするためにも，できるだけ長く生き延びたいのです。お願いです。治療を続けてください」と，主治医や同席した看護師に頭を下げた。そんなMさんの様子を見た義母は涙を流して何も言わなかったが，Mさんが病室に戻った後，主治医と看護師に「本当は無理してほしくないし，見ているのがつらいです。でも彼の性格を考えるとその気持ちを大事にしてあげたい。彼はやると言ったらやる人ですから」と話した。看護師がMさんの息子について聞くと，「子どもは父親の病状が厳しいことに気づいていて，時々私に探りを入れてきます。でも口止めされているのであまり言えなくて。子どもにも父親を支えたい気持ちがあるんです」と言って再び涙ぐんだ。

一方，Mさんは病室に戻った後，受け持ち看護師に「自分はこだわりすぎなのかな…。義母が泣いているのを見てつらくなった。長くないのは薄々わかっています。確かに体がつらい。時々もう治療も何もかもやりたくないと思うことがある。でも諦められない。最期まで頑張ることが私の生き方なのです。でも，どうしたらいいんだろう」と語った。

図1-2では，「本人の人生曲線」上にある①〜⑤がMさんのACPのタイミングとなっており，それに応じた支援内容が「タイミング・支援のポイント」に記載されている。

また，Mさんの人生曲線は過去から始まっている。Mさんの場合，本来なら末期がんの短期間で確実に死に向かう終末期の軌跡が描かれることになるが，これまでの生き方や体験が現在の意思決定に影響を及ぼしている可能性があるため，発病以前の曲線も描いてある。しかし，実際には発病以前について把握できないケースもあるので，患者の意思決定に直接関係がなければ，入れなくてもよい。

図1-2は記載例なので，詳細な内容となっているが，ここまで詳細に書かなくてもよく，患者の全体像や経過，ACPのタイミングが大まかに把握できる程度でかまわない。

3 ｜ 人生曲線シートによる状況の把握

次に，人生曲線シートから，Mさんの状況を把握し，意思決定のタイミングをみていく。

①時　間

Mさんは，疾患が見つかった時点で，進展型小細胞肺がんステージⅣと診断されている。経過を考えると，がん末期のillness trajectoryに該当し，亡くなるまでの時間がそれほど長くないことが予想される。しかし，ACPという点で考えると，短期間であってもまだ時間が残されているので，どのように過ごしたいかを考えるチャンスがある。

②本人の人生曲線（身体曲線，心理曲線）

人生曲線は，基本的に現在の療養生活を中心に描くが，療養生活に影響をもたらす過去の出来事や本人の性格，価値観なども記載しておくと全体像が見えやすくなる。Mさんの場合，もともとの性格や妻を亡くして息子を一人で育ててきたという経緯が，現在の意向に影響を及ぼしていることが考えられるので，これらも記入しておくとMさんの理解につながる。

Mさんの身体曲線は発病を契機に大きく下降し，第1次治療の奏効により一時的にわずかに上昇するが，腫瘍増大によって再び下降し，その後は下降の一途をたどっている。現在の時点では，骨・副腎転移がありADLの低下も著しい。第4次までの治療は奏効せず，抗がん剤治療の選択肢が狭まり，第5次治療か抗がん剤治療を終了して緩和ケアを中心にするかの選択段階にあるため，終末期〜看取り期となる。今後は急変して死に至る可能性や，第5次治療を選択した場合，治療が死につながる可能性もある。さらに，病状の進行に伴い多彩な症状が生じて意思決定が難しくなることも予測される。そのため，医療者としては，できる限り早めにACPを開始し，Mさんにとって最善となる終末期を整えていきたいところであるだろう。しかし，心理曲線は，身体曲線の経過に伴って降下傾向だが，最期まで諦めずに頑張るというMさんの性質が治療に対する意欲とリンクして，身体曲線の下降よりもやや上をいく形になっている。この差が病状と本人の気持ちの乖離となっている。

③本　人

抗がん剤治療の継続にこだわる発言がみられ，そこから息子への思いや自身の価値観が見えてくる。しかし，面談後の発言では，今までこだわってきたことに対して心が揺れている様子がうかがえ，また体がつらいことも吐露している。こうした心情の変化や体調の自覚は，意向を変更するきっかけとなるため，Mさん自身がこれまでの意向を振り返り，考えを変える可能性を含んでいる。

④家族・周囲

義母がMさんを理解して支えようとしていること，息子も同様の思いでいることがわかる。また，Mさんが自分一人で意思決定してきた経緯から，家族側の思い，特に息子の気持ちなどの内容が少なく，情報が不足していることも読み取れる。

⑤医療者やケア提供者の判断

医療者はMさんの病状を進行がん末期ととらえ，治療は基本的に治癒のためではなく，症状緩和と進行を遅らせることが医学的に妥当であると判断している。また，Mさんの身体的状況から，今のうちに今後のことを考えて準備し，残された時間をできるだけ悔いが残らないように過ごすことが重要と考えている。そのため，治療にこだわるMさんの意向との間でジレンマを感じている。

⑥タイミング・支援のポイント

人生曲線の経過に伴い，いくつかの地点で意思決定のタイミングが訪れている。「現在」の地点では，病状の進行が速く，治療の選択肢が狭まっていることから，今後の治療や療養生活の調整が必要という医学的判断が出ている。この後，さらなる身体曲線の下降に伴い意思決定が難しくなることが予測されるため，「現在」の地点が意思決定のタイミングとして重要であり，タイムリミットでもあることが読み取れる。

4 ｜ ACPのタイミングと支援のポイント

Mさんの状況から，ACPのタイミングとして①〜⑤の時点が見いだされている。それ

ぞれの時点でのポイントをあげる。

①発病，診断

▶医療者との関係性がまだ浅いため，ACPの話し合いができる関係を構築する

▶今後の病状がまだ見えないので，現時点では，本人の価値観や望むこと／望まないこと，どんな療養生活を送りたいかなどを日常会話などをとおして情報収集し，今後のACPに生かす

▶本人がACPについて関心があれば情報提供する

▶予後不良で残された時間が少ない可能性があることに留意する

　発病がACPを考えるきっかけとなる場合がある。Mさんの場合は病状が深刻であり，時間がどれだけ残されているかわからないことから早めにACPを開始できることが望ましい。

　しかし，このきっかけは患者にとって発病というつらい現実とセットになるので，ACPを考えることに抵抗が生じる場合がある。また，この時期は告知を受けたり，負担の重い治療が始まっていたりするので，患者によっては身体的・心理的に余裕がなくACPを考えるのが難しい場合もある。特に抗がん剤治療や手術などを受ける場合，心身ともに消耗しているので，ACP開始に不向きな場合が多い。この段階では，患者との関係構築に努め，日常のかかわりから患者がどういう価値観をもっていて何を望んでいるのかを見きわめ，本人がACPについて関心を示した際には情報を提供し，様子を見ながらACPの機会を見つけ出していく。

②第1次治療開始（腫瘍マーカー低下時）

▶身体的・心理的に余裕があるようならACPを切り出して，今後のことをどう考えているのかなどを尋ね反応を見ていく

　治療の奏効により身体曲線および心理曲線が上向きになっている場合は，ACP導入のタイミングになり得る。しかし，せっかく「良くなってきた」という気持ちでいるところにACPについて尋ねられても関心がもてない場合もある。治療の奏効とこれまでの努力を肯定しつつ，Mさんの心身の余裕をはかり，今後の治療や状態についてどのように理解しているのかを確認しながら話しを切り出すことが望ましい。

③第2次治療開始

▶まずメンタル面のフォローアップを行う

▶病状の変化は今後の治療方針を話し合う機会となり，本人も今後を考えるきっかけとなるため，様子に応じて思いを聞いていく

　Mさんの場合，ACP導入のタイミングとしては不向きと考えたほうがよい。腫瘍増大は本人にとって悪い知らせであり，ACPについて考える気持ちになれない可能性が高い。ここではとにかく心身，特にメンタル面のフォローアップに努め，第2次治療による心身の消耗を防ぐ。患者によっては，こうした病状変化が今後について考えるきっかけとなる場合もあるので，本人の様子をよく観察し，思いを傾聴しながらタイミングを見計らう。

④第3～4次治療開始

▶息子のために生き延びたい，最期まで頑張りたいという価値観が基準となっている
ので，それを生かすようなかかわりを検討する（息子との時間をつくる，生き延び
ることで実現したいこと，何をしたいか，どんな状態を望むのかなど）

▶医療者に頼れないMさんの性格に配慮して介入する

第3次治療が開始されたが奏効せず，第3次治療となったが同様に効果がなく，第4次治
療となったため，心身ともにシビアな状況にあるといえる。また，病状の悪化が著しく
ADLも低下していて，療養生活そのものが安全・安楽に維持できなくなっている。今後
さらに多彩な症状が生じる可能性が高いので，本人が意思決定できるタイムリミットが迫
ってきていると考えられる。

しかし，Mさんはまだ抗がん剤治療にこだわっており，苦しさのなかで必死に闘病して
いるので，気持ちの切り替えを促しても受け入れがたい可能性がある。その思いを否定す
ることなく，少しずつでもACPを始めていくには，これまで示していたMさんの価値観
に基づいて今後を一緒に検討していく必要がある。

息子のために生き延びたい，最期まで頑張りたいという価値観がベースとなっているの
で，それを起点として今後の状態をMさんと一緒に考えていく（生き延びることで何を実
現したいのか，何をしたいか，どんな状態を望むのかなどを一緒に考える，息子との時間
をつくるなど）。また，本人の性質上，排泄などで医療者に頼れないことが予測されるた
め，本人の自尊心や努力に配慮しながら上手に介入し，心身の負担を軽減する。これらの
かかわりは，次の時期でも継続して行っていく。

⑤現在（今後の治療選択時期）

▶最悪に備えるだけでなく，Mさんが望む「自分らしい人生をどう計画するか」とい
う視点でACPを進める

▶残りの時間をどういう状態で過ごしたいか，望むこと/望まないことは何かを考え
てもらう

▶息子との時間をつくる

▶義母はMさんを理解しており，Mさんも頼っているので，重要他者としてサポート
してもらう。場合によっては，息子との橋渡しの役割を担ってもらう

▶苦痛緩和に努め，安楽な状態となるようなケアを行う

状況的には第3～4次治療時期と同様であるが，医療チームが面談を設けていることか
らも，治療や療養生活を含め，今後のことをもう一度よく考える必要に迫られており，こ
の時点で介入できなければACPのタイミングを逃すというところまできている。さら
に，この面談後に，Mさんの治療にこだわる気持ちが揺らいでおり，苦痛を表現するよう
になっている。こういうときは，本人の気持ちが変化していく可能性がある。

一方で，状況的に本人にとって死が現実味を帯びてくるので，ACPを進める際には配
慮し，最悪の事態に備えるだけでなく，Mさんがそれまでこだわってきた「自分らしい人
生」を計画するチャンスという視点で考えていく。具体的には，残りの時間をどういう状

態で過ごしたいか，どんなことを望むかを考えてもらい，今後の治療と療養の調整に生かしていくことである。特にMさんにとって息子との時間をつくることは，最優先課題になると思われる。ACPをきっかけに息子との時間をつくり関係を深めることは，Mさんにとって少しでも満足のいく終末期となるための重要なポイントとなる。

　以上のように，この事例では人生曲線における⑤のタイミングが大きな分岐点となっている。残された時間が少ないというがん末期の特性から，Mさんのこれまでの経過を振り返ると，もう少し早くからACPを進められたらMさんの負担が軽くなったかもしれないし，もっと息子との時間がとれたかもしれない。医療者としては，将来に備えて，できるだけ早くから様々なことを考え意思決定してほしいという思いにかられるが，医療者が考える適切なタイミングと，患者・家族にとってのタイミングは必ずしも合致しない。このタイミングがずれているとき，医療者は患者・家族を説得しようとするが，「説得」ではなく，患者・家族の「納得」がACPの原動力になる。特に自分の生き方にこだわりのあるMさんにとって，自らが「納得」できることが重要である。患者・家族にとっては人生がかかっている問題でもあり，それゆえ時が満ちないと心が動かない，決められないということも多い。納得が得られるように，情報提供や傾聴など様々な方法で働きかけていくこと，時には納得できるまで待つということもACP支援にとって重要である。

5 ｜ 人生曲線シートの記載方法ポイント

　最後に，人生曲線シートの記載方法のポイントをまとめておく。

　Mさんの事例では，わかりやすくするために各項目を詳細に記載しているが，実際にはメモ程度の記載でかまわない。内容を書き出してみてタイミングを考えることが重要である。

▶書きやすい項目から記載してみる

　人生曲線シートは書きやすい項目から書き始める。長期的にかかわっていてある程度の経過を把握している患者の場合は，患者のおおまかな身体曲線や心理曲線から描き出してみる。経過に合わせておおまかな曲線を描いた後，曲線に応じたその時々のエピソード（出来事）を吹き出しで入れて，曲線がアップダウンしたときに何が起こったのかがわかるようにする。そしてそのときの本人や家族の発言や考え，医療者・ケア提供者の判断やかかわりを曲線に合わせて記載していく。

　最初に人生曲線を描くのが難しいようなら，患者の病状に応じた医療者・ケア提供者の判断から書き始めてみるのも一案である。医療者・ケア提供者の判断が出てきた時点は，患者の身体曲線に何らかの動きがあったときなので，身体曲線が描きやすくなる。また本人や家族の項目から書いてみると，その時々の状況に応じた本人や家族の思いから心理曲線が見えてくる。患者の状況に応じて，書きやすい項目から書き出してみることをおすすめする。

▶ACPのタイミングを検討してマークを入れる

　ある程度記載したら，どこがタイミングとなり得るのかを考える。タイミングを考える際のヒントはPART 1を参照し，ACP開始のタイミングと思えるところをいくつかマークする（図1-2の吹き出し①～⑤）。Mさんの事例では，タイミングとなる部分と，一般的にタイミングとしてはふさわしくない部分でマーク（吹き出し）の色分けをしている（図1-2参照）。また，今後予測される経過部分（身体曲線，心理曲線の点線部分）にもACPのタイミングがひそんでいるので，タイミングになりうるところがあればマークしておく。もちろんまだ現実に起こっていないことなので，予測でかまわない。

▶タイミングの内容から，そのときの支援ポイントを検討する

　人生曲線にマークしたところについて，それが意思決定に際してどのようなタイミングなのか（ACPを開始したほうがいいタイミング，状況的にACPを開始するにはふさわしくないタイミング，本人の状態が変化してきているのでACPの内容を変更すべきタイミングなど）を検討し，それに応じた支援ポイントをアセスメントして記載する。タイミングの状況に応じて具体的にどのような対応をするかを考えると，援助方針が見えやすくなる。

　人生曲線シートは，患者の価値観や意向，周囲の状況を含む全体像を把握し，タイミングを検討するためのものであるので，完璧を目指して記載する必要はない。これをもとに多職種でタイミングを検討することができればよいので，メモ程度でもかまわない。シートに記入していくと情報が整理されて，患者の全体像と経過が把握でき，タイミングを予測しやすくなる。ぜひ活用してほしい。

▶代理意思決定者の状況が影響する場合も，本人を想定して記載する

　本人に判断能力がなく，家族などが代理意思決定者となる場合でも，基本的に人生曲線シートの主軸は本人を想定して記載する。状況によって，代理意思決定者の身体・心理状況が代理意思決定に大きく影響する場合もある（たとえば代理意思決定者が病気を抱えており，患者本人の望む介護ができないときなど）。代理意思決定者の身体曲線や心理曲線を加えたほうが全体の状況が見えるのであれば，もちろん加えてもよい。

2 意思決定支援シート をつくって問題を 検討しよう

　人生曲線シートでタイミングをとらえた後にどのような意思決定支援を行うのか，あるいは意思決定で生じている問題に対しどんな支援を行うのかを検討する必要がある。そのときに使用するのが，意思決定支援シートである。意思決定の課題と支援内容を検討するときに使用する。

　人生曲線シートは患者の全体像とタイミングを把握するのに使用し，意思決定支援シートは人生曲線で見いだされた様々なタイミングや問題が生じているところに焦点を当て，どのような支援を行うのか，具体的に検討するために使用する。前者は「俯瞰的に状況をみる」，後者は「ピンポイントで深堀りする」というイメージである。

1 意思決定支援シートの内容

　意思決定支援シートは，表2-1の内容で構成されている。各々の詳細（凡例）を表2-2に赤字で示す。

2 各項目の記載ポイント

　意思決定支援シートの項目は，患者の基本的情報，家族に関する情報，患者や家族の考えや意向，医療者・ケア提供者の判断，意思決定支援のポイントからなる。

　以下，各項目の内容について，Section1の「肺がん患者Mさんの事例」をもとにポイントをみていこう（表2-3）。検討時期は「現在（今後の治療選択時期）」とする。

①氏名（年齢・性別）

　患者の氏名と年齢，性別を記載する。

②家族構成と役割

　家族構成とそれぞれの関係性，どのような役割を担っているか（代理意思決定者，主たる介護者，キーパーソンなど）など，記載しておくとよい。

　Mさんの息子は，直接療養生活に顔を出していないが，Mさんにとって治療への意欲に

表2-1　意思決定支援シートの内容

①氏名（年齢・性別）
②家族構成と役割
③疾患・既往歴
④病状経過
⑤検討すべき課題
⑥本人の考えや意向
⑦家族・周囲の状況と意向
⑧医学的・ケア的妥当性・判断
⑨意思決定支援のポイント
⑩次回までの課題（いつまでに・誰が・何を）
⑪本日の参加者

もなっているので，息子がキーパーソンといえる。また，義母はMさんに理解を示しているので主たる支援者であり，Mさんの判断能力が低下した場合に代理意思決定者になる可能性がある。

③疾患・既往歴

現在の疾患と既往歴を記載する。すべての既往歴を記載する必要はなく，現在の意思決定にかかわる疾患や既往歴だけでもよい。

④病状経過

病状や療養生活の経過を簡潔に記載する。現在の意思決定にかかわるものを中心に記載する。

Mさんの場合，現時点で第5次治療か，抗がん剤治療を終了して緩和ケアを中心にするかという選択肢が提示され，今後の治療方針を決めなければならない状況にある。

⑤検討すべき課題

本人・家族が意思決定しなければならない事項，意思決定で生じている問題，支援者（医療・ケア提供者）として気がかりな点などを記載する。

Mさんの例では，箇条書きで課題が記されているが（表2-3），実際に検討するときにはまだ課題が明確になっていないことも多い。その場合は，参加者が気になる点をあげて箇条書きにしておく。検討していくうちに課題が明確になったら書き足してもよい。

⑥本人の考えや意向

意思決定支援の中心となる項目で，本人の価値観や考え，意向にかかわる内容を記載していく。意思決定支援が必要なケースは，本人の意向が不明という問題を抱えているので，少しでも明確にしていけるように，以下の点から検討してみる。

- **過去**：本人の性質，これまでの言動，価値観など
- **現在**：現在の本人の考えや意向，病識や現状認識，言動，価値観，本人に判断能力がない場合に本人に判断能力があったならどう考えるかという推定意思など
- **未来**：将来に予測されることに対しての本人の考えや意向，本人に判断能力があるなら，どう考えるかという推定意見など

Mさんの場合，現在の治療へのこだわりが，過去のMさんの生き方や価値観に由来していることがわかる。しかし，現在，気持ちに揺らぎが生じており，今後は気持ちが変わる可能性が示唆されている。

表2-2 意思決定支援シート（凡例）

意思決定支援シート	
氏名（年齢・性別）	家族構成と役割
①患者氏名，年齢，性別	②家族構成と関係性，役割（代理意思決定者，主たる介護者，キーパーソンなど）

患者背景	
疾患・既往歴	病状経過
③疾患や既往歴	④病状や療養生活の経過（特に今回の療養や意思決定に関係しているもの）

検討すべき課題

⑤意思決定すべき事項や生じている問題，支援者として気がかりな点など

本人の考えや意向

⑥本人の考えや意向，価値観，意向にかかわる事項など，以下の点で考えるとよい
- 過去：本人の性質，これまでの言動，価値観など
- 現在：現在の本人の考えや意向，病識や現状認識，言動，価値観
- 未来：将来に予測されることに対しての本人の考えや意向，状況

＊（本人に判断能力がない場合）本人の推定意思を考える

家族・周囲の状況と意向

⑦家族や周囲の人の状況，考えや意向
- 家族の状況や現状認識，言動，価値観，考えなど
- 家族や周囲の人はどのような状況にあるか
- 代理意思決定者はどのような考えか，本人の意向との整合性があるかなど

医学的・ケア的妥当性・判断

⑧医学的・ケア的な立場からみた妥当性や判断

意思決定支援のポイント

⑨意思決定支援のポイント
- 意思決定支援の方針，方向性
- 可能であれば具体的な支援方法（4W1H〈いつ，誰が誰に，何を，どこで，どのようなやり方で行うのか〉を意識するとよい）を書く

次回までの課題（いつまでに・誰が・何を）

⑩次回までの課題
- 次回までにやっておくべきこと（不足情報の収集，他職種への確認や準備すべき事項の準備など）
- 可能であれば3W1H（いつまでに，誰が，何を，どのようなやり方で行うのか）で記載するとわかりやすい

本日の参加者
⑪カンファレンスの参加者など

表2-3 Mさんの意思決定支援シート

意思決定支援シート		
氏名（年齢・性別）	家族構成と役割	
Mさん（54歳・男性）	・息子(15歳)と2人暮らし ・妻は5年前に乳がんで他界 ・入院中は義母が息子の世話をしている	・本人にとってのキーパーソンは息子 ・主たる支援者・代理意思決定者は義母

患者背景	
疾患・既往歴	病状経過
・進展型小細胞肺がんⅣ期 ・高血圧（内服なし・経過観察中） ・喫煙歴30年（以前は仕事のストレスで20本/1箱だったが，現在は禁煙）	人間ドックで肺がんが見つかり，精査にてリンパ節転移，胸水貯留を認める進展型小細胞肺がんⅣ期と診断 症状緩和と進行を遅らせることを目的に治療開始 第1次治療では腫瘍マーカーの低下がみられたが，その後腫瘍増大がみられ，第2〜4次治療では奏効がみられず。骨，副腎転移あり。病状およびADLの低下が著しく，抗がん剤治療の選択肢が狭まっており，現時点で第5次治療か緩和ケアかという選択肢が提示されている

検討すべき課題

・病状から意思決定のリミットが近づいており，今後の治療・療養生活について意思決定しておいたほうがよい段階にある
・Mさんの抗がん剤治療へのこだわりにより，心身ともに苦しい状況にあるのではないか
・残された時間を考えると，息子とのかかわりを増やしたほうがよいのではないか
・Mさんは自力でADLを行いたいと思っているが，病状悪化が著しく転倒などの危険性も高いので，医療者を頼って安全・安楽な療養生活を送れるようになることが望ましい

本人の考えや意向

・真面目で努力家。「人様に恥ずかしくない人物でいなければならない」と考えており，家事や子どもの世話も頑張ってきた。息子を大事に思っており，息子に負担をかけたくないため，療養生活にかかわらせていない
・治療や療養生活についてすべて自分で意思決定しており，最期まで頑張ることが自分の生き方だと考えている
・「下の世話を受けるようになったらおしまい」と言い，ポータブルトイレや尿器の使用を拒否し，無理してトイレまで歩行している。
・抗がん剤治療にこだわり，治療を続けることを希望している
・今回の面談時は「可能性はゼロじゃないですよね？　それならやるしかない。息子のためにも，そして私の人生をまっとうするためにも，できるだけ長く生き延びたいのです。お願いです。治療を続けてください」と言っていたが，面談後に「自分はこだわりすぎなのかな…。義母が泣いているのをみてつらくなった。長くないのは薄々わかっています。確かに体がつらい。時々もう治療も何もかもやりたくないと思うことがある。でも諦められない。最期まで頑張ることが私の生き方なのです。でも，どうしたらいいんだろう」という発言が聞かれ，気持ちが揺らいでおり，本音を吐露するようになっている

家族・周囲の状況と意向

【息子】息子に負担をかけたくないという思いから，病状については「抗がん剤治療で治るから心配するな」とだけ話している。また，自分の重篤な病状を伝えたくないと言って，面談には参加させていない
【義母】息子の世話をしており，面談の場にも参加するなどしてMさんとの関係性は良好
・面談中は黙ってMさんの思いを聞き涙を流していたが，その後医療者に「本当は無理してほしくないし見ているのがつらいです。でも彼の性格を考えるとその気持ちを大事にしてあげたい。彼はやると言ったらやる人ですから」という発言があり，Mさんの人柄や生き方について理解を示している。今後のMさんを身体的，精神的，社会的に支えてくれる可能性がある
・息子については，「子どもは父親の病状が厳しいことに気づいていて，時々私に探りを入れてきます。でも口止めされているのであまり言えなくて。子どもにも父親を支えたい気持ちがあるんです」と話し，息子も父親に関心を寄せ，力になりたいという気持ちがある

医学的・ケア的妥当性・判断

・病状の進行が速く，終末期にあると考えられる。抗がん剤の選択肢が少なく，今後の治療，療養の調整が必要である。現在，第5次治療の抗がん剤治療か緩和ケアという選択肢がある。しかし，今後の抗がん剤治療は死亡や急変の可能性がある
・今後意思決定能力が低下する可能性もあり，残された時間が少ないことが予測される
・ADL低下が著しく，骨転移もあるので転倒による骨折の危険が高い

表2-3 Mさんの意思決定支援シート（つづき）

意思決定支援のポイント
①今後の治療選択
・今まで抗がん剤治療にこだわってきた気持ちが揺らいでおり，苦痛を吐露するようになっている
・第5次治療が負担になる可能性があるが，本人の「最期まで諦めないで頑張る」という価値観から，第5次治療を選択する可能性もある。その場合は，本人の意思を尊重しつつ，できるだけ苦痛が緩和されるようにケアをしていく
・苦痛を訴えず我慢する性質なので，無理をせず，苦しいなどの本音が言えるようかかわる
②今後の生活についての意思決定支援
・病状から，意思決定能力が低下する可能性があり，残された時間が少ないことが予測されるため，治療だけでなく，今後の生活や看取り期に備えて様々なことを決めておいたほうがよい段階にある
・現在，治療に対する気持ちが揺らぎ今までの自分を振り返っているので，重要なコミュニケーションの機会ととらえ，適切な情報提供と傾聴に努め，本人が本当に望んでいること/望まないことを一緒に考えていく
③息子について
・息子は今まで養生活に直接かかわっていなかったが，Mさんの支えであり，最も重要なキーパーソンであるため，息子との時間をつくることは喫緊の課題である
・悔いのない終末期を送るためにも，残された時間を息子と一緒に過ごすなど，親子の時間や語らいをもつことが必要と思われる
・息子とどう向き合いたいのか，どんな時間を過ごしたいのかなどを丁寧に聴き，可能であれば義母と協力して息子との時間をつくれるように支援する
④療養生活での支援
・療養生活が安楽でないと，意思決定が難しくなる
・現在ADL低下が著しく，骨転移もあるので転倒による骨折の危険が高い
・できる限り自分でADLを行いたいという価値観をもっており，それが意欲にもなっている
・Mさんの価値観を大事にしつつ，上手に介入して安全・安楽な療養生活を維持する
【具体的な支援】
・○月○日頃に再度面談を設定する
・○月○日までに主治医と受け持ち看護師がそれぞれMさんと話す時間をつくる
・息子に関する情報を収集する：義母（次回の面会時にステーションに寄ってもらう）やMさん（日常ケアの合間に話を聞く）から情報収集する
・担当看護師はケアのときの日常会話などからMさんの思いを聴き，スタッフで情報共有する
・Mさんがトイレ歩行できるように，トイレ近くの病室に移動し，転倒しないように配置などを工夫する
次回までの課題（いつまでに・誰が・何を）
・息子に関する情報収集（意思決定支援のポイントを参照）
・医療チーム内での役割分担，意見の調整：受け持ち看護師，主治医が次回面談時までに行っておく
本日の参加者 ○○，●●，△△，▲▲，▲□，■△，●△，▲●

⑦家族・周囲の状況と意向

　主に，家族など本人にかかわる重要他者の状況や言動，価値観，意向や考えについて記載する。家族の意向は，家族が置かれた状況（介護者が病気になる，仕事や子育てなどによって介護ができないなど）によって左右されるので，その情報があれば記載しておく。代理意思決定者が何らかの意向を示している場合は，その内容，本人の意向との整合性などについても記載する。

　事例では，義母の考えと，義母から聞いた息子の情報があるが，情報に不足があるので，もう少し情報収集する必要がある。

⑧医学的・ケア的妥当性・判断

　本人の病状などから，現在本人がどのような状況にあるのか，今後どういう状況になっ

ていくのか，どのような治療やケアが望ましいのかなど，客観的な治療やケアの妥当性および判断を記載する。

　Mさんの場合，第5次治療か，抗がん剤治療を終了して緩和ケアを中心にするかという2つの選択肢が残されているが，前者の場合，デメリットも大きく死につながる可能性がある。また，今後意思決定能力が低下する可能性もあり，残された時間が少ないことことが予測されている。

⑨意思決定支援のポイント

　②～⑧の内容を踏まえて，事例が抱えている問題にどのように対応するのか，かかわり方や治療，ケアの方向性をある程度明確にする。可能であれば具体的な支援方法（4W1H〈いつ，誰が誰に，何を，どこで，どのようなやり方で行うのか〉を意識するとよい）を書いておくと，何をすればよいのかが見えてくる。それが難しいようであれば，とりあえず意思決定支援の方向性だけでも明確にしておく。

　Mさんの場合は，今後の治療選択，生活についての意思決定，息子について，療養生活での支援の4点がポイントとしてあげられており，そのポイントを実行するための具体的支援方法が記載されている。

⑩次回までの課題

　不足している情報の収集，職種間の意見の確認や調整，必要事項の確認と準備など，次回までにやっておくべきことを記載する。3W1H（いつまでに，誰が，何を，どのようなやり方で行うのか）で記載するとわかりやすい。

　Mさんの場合は，キーパーソンである息子に関する情報が少ないので，その情報収集が課題の一つとなっている。

⑪本日の参加者

　必須事項ではないが，事例の経緯や状況を把握したいとき，参加者から情報を得ることができるので記載しておくとよい。

　以上，Mさんの事例は，参考になるように詳細に記載しているが，実際に記載するときは，ここまで詳細でなくてもよい。現場では，すでに患者・家族に関する様々な情報を把握・共有していることも多いので，かかわるメンバーが理解できる程度の記載でよい。

　人生曲線シートも意思決定支援シートもすべての項目をきちんと埋める必要はない。状況や課題を把握するためのツールとして課題が把握できれば，メモ書きや箇条書きでも十分である。

3 「私の意思決定シート」で課題に対する患者の意向を形にしよう

　人生曲線シートで意思決定のタイミングを把握し，患者の意思決定を支援するために意思決定支援シートを作成してきた。続いて，今度は患者自身が意思決定の課題に対して自分の気持を考えるための「私の意思決定シート」を紹介する。「意思決定支援シート」は主に医療者やケア提供者などの支援者が問題を検討するためのものだが，「私の意思決定シート」は意思決定の課題に対して患者の思いや意向を引き出すために使用する。

1 「私の意思決定シート」の内容

　「私の意思決定シート」は，今後の治療や療養生活について意思決定しなければならない課題について，患者の思いや意向を考えてみるために使用する。たとえば，Section1の肺がん患者Mさんの事例では，病状が悪化したMさんが今後の治療について考えなければならないという課題に直面したが，その課題に対するMさんの意思を引き出すことを目的に「私の意思決定シート」を使用する。療養過程では，治療から生活のことまで様々な意思決定の課題が生じるため，事前指示書やエンディングノートだけでは対応できないことが多い。そのため，個々の意思決定の課題に対して患者の考えや意向を見いだしていく必要がある。「私の意思決定シート」は，医療者・ケア提供者のアドバイスやサポートが必要になるので，面談などで一緒に考える時間を設けて書いていくことが望ましい。

2 「私の意思決定シート」の使い方

1 | 患者に自分の気持ちを考えてもらうときのコミュニケーションツールとして使用する

　「私の意思決定シート」は意思決定の課題に対する患者自身の考えや意向を形にするものなので，可能であれば患者自身が考えて書くことが望ましいが，実際難しいことも多い。そのため，このシートを患者に自分の気持ちを考えてもらうときのコミュニケーションツールとして使い，患者の気持ちが見えてくるようにサポートする。一番良いのは，面

表3-1 「私の意思決定シート」の内容

①お名前
②本日のテーマ：考えておいたほうがよいこと，決めておいたほうがよいこと
③医療者・ケア提供者からの提案
④あなたの気持ち
⑤あなたが家族に望むこと
⑥あなたが医療者・ケア提供者に望むこと
⑦今回の結論
⑧その他
⑨次にお話しする日時
⑩一緒に話した人

談などで話しながら一緒に各項目を考えていくことである。

　まず最初に，医療者・ケア提供者のほうで今回考えるべき課題とそれに対する提案（表3-1の②～③）をあらかじめ記入しておき，考えるときの参考になるようにする。提案については，医学的最善だけに偏ることがないように注意し，患者に説明するときに患者の希望を取り入れた選択肢も検討していくことを伝える。

　これらを踏まえて，患者に課題に対する患者の気持ちや望むこと（表3-1の④～⑥）を考えてもらい，話し合う。話し合いで表現された患者の気持ちはその場で簡単にメモしておく。話し合いの締めくくりに，話し合いの結果，決まったこと（表3-1の⑦）や他に気になること（表3-1の⑧）などを，本人に確認しながら書いておく。記入した内容は本人に確認し，必要に応じて修正や追加を行う。

　医療者などと話しながら考えると，本人が感じた疑問やわからない点などその場で聞いたり相談できたりするので記入しやすい。しかし目の前に医療者やケア提供者がいると，遠慮して自分の気持ちを言えない，課題に集中できないこともあるので，その場合は持ち帰って考えてもらうのでもよい。後で考えた内容を聞き取りするか，本人に書く意欲があれば書いてきてもらう。

2 ｜ 本人が自分で記入する場合

　本人に自分で書いてもよいという意欲があり，記載する能力もある場合は本人に書いてもらってもかまわない。使い方としては，話し合いの前に，あらかじめ表3-1の①～③を記載した「私の意思決定シート」を渡しておき，④～⑥を可能な範囲で記入してもらって話し合いを行うという方法と，話し合いで医療者やケア提供者と一緒に内容を考えた後に，自分の考えを整理しながら書いてもらうなどの方法がある。話し合いの前に患者の考えを記入する場合，事前に本人の思いや意向が整理されるため，話し合いをスムーズに進めることができる。また，話し合いの後で記入する場合は，本人が話し合いから情報を得ることで，課題について考えやすくなる。いずれにしても，患者が記入する場合は，本人に書く意欲があることが前提であり，医療者やケア提供者のアドバイスやサポートが不可欠であることを踏まえておく必要がある。

記載のポイントについては，凡例（表3-2）と併せて，前述の「肺がん患者Mさん」の事例を用いた記入例（表3-3）を示しているので，参考にしていただきたい（「私の意思決定シート」の原本は巻末の付録参照）。Mさんの「私の意思決定シート」（表3-3）は，内容がしっかり書き込まれているが，実際にはここまで詳細に記入しなくてよい。「私の意思決定シート」は，課題（テーマ）に対する本人の気持ちや，決まったことなどを把握することが重要であるので，項目を埋めることよりもその点を意識する。

以下，「私の意思決定シート」の内容（項目）ごとの記載ポイントを述べる。

①お名前

患者本人の氏名を記入する。

②本日のテーマ：考えておいたほうがよいこと，決めておいたほうがよいこと

検討するテーマ（課題）を記載する。また，具体的に考えておいたほうがよいことや決めておいたほうがよいことも，簡単に書いておくと，患者や家族が何について考えればよいのかが明確になる。

事例のMさんのように，今後の治療方針を考えることが話し合いのテーマであれば，本日のテーマは「今後の治療をどうするのか」となり，考えておいたほうがよいこと，決めておいたほうがよいことは「第4次治療後の治療の選択」や「今後の療養生活をどう過ごしたいか」など，テーマについて具体的に考えたい内容を記入する（表3-3）。

③医療者・ケア提供者からの提案

医療者・ケア提供者からみた，医学的・ケア的妥当性に基づく選択肢や提案を記入しておく。可能であれば，選択肢を比較するポイント（メリットとデメリットなど）も書いておくか，もしくは話し合いのときに口答で説明するとわかりやすくなる。また，提案が医学的最善だけに偏ることがないように注意し，患者の希望を取り入れた選択肢も検討していくことを伝え，できる限り選択肢の幅が広がるようにする。

④あなたの気持ち

本日のテーマについて，本人の思いや本音，望むこと/望まないこと，現在悩んでいること，困っていること，不安や心配なこと，「こうなったらいい」と思うことや「これは嫌だ」と思うことなど，思ったことを記入する。また，医療者やケア提供者が提示した選択肢や提案に対する気持ちを中心に，本人のなかでの選択肢の順位づけ，そこから本人が望むこと/望まないこと，不安や心配なことなど，本人の気持ちに関することを記入していく。

テーマからそれないように，医療者やケア提供者が提示した選択肢や提案に対する気持ちを中心に記入していくが，テーマに関連しないことでも，本人の思いにかかわるものであれば，とりあえず記入しておく。それが後に意思決定やケアのヒントになることもある。

⑤あなたが家族に望むこと

本人の家族に対する思いや本音を記入する。④と同様に，家族に望むこと/望まないこ

表3-2 「私の意思決定シート」（凡例）

「　　　　　　」さんの「私の意思決定シート」　　　　　　　記入日：　　年　　月　　日 ← 記入した日

①お名前：　　　　　　様 ← 本人の氏名

②本日のテーマ：
考えておいたほうがよいこと，決めておいたほうがよいこと ← 今回検討するテーマ
※具体的に考えておいたほうがよいこと，決めておいたほうがよいことを，箇条書き程度の簡単なものでよいので書いておく

③医療者・ケア提供者からの提案：
医療者やケア提供者からみた選択肢や提案
※選択肢には比較するポイント（メリットとデメリットなど）を入れてもよい

④あなたの気持ち：
（今回のテーマについての本音，望むこと／望まないこと，心配なことなど，思ったことを何でも自由に書いてみてください）
今回のテーマについての
・本人の思い，本音・望むこと／望まないこと
・現在悩んでいること，困っていること，不安や心配なこと
・「こうなったらいい」と思うことや「これは嫌だ」と思うこと
・医療者やケア提供者が提示した選択肢や提案に対する気持ち
・選択肢の比較ポイントに対する気持ちや自分の中の順位など

⑤あなたが家族に望むこと：
（家族に望むこと／望まないこと，やってほしいこと／やってほしくないこと，家族に対する心配や不安，家族への思いなどを書いてみてください）
本人の家族に対する思い，本音
・家族に望むこと／望まないこと
・やってほしいこと／やってほしくないこと・家族について悩んでいること，困っていること，不安や心配なこと

⑥あなたが医療者・ケア提供者に望むこと：
（医療者・ケア提供者に望むこと／望まないこと，やってほしいこと／やってほしくないこと，教えてほしいこと，不安や心配なことなどを書いてみてください）
本人の医療者・ケア提供者に対する思い，本音
・医療者・ケア提供者に望むこと／望まないこと，やってほしいこと／やってほしくないこと
・医療者・ケア提供者に教えてほしいこと
・医療者・ケア提供者のかかわりで困っていること，不安や心配なこと

⑦今回の結論：
（今回のテーマに対するあなたの意向や今後の治療・生活方針など，今回決まったことを書いておく）
今回決まったこと／決まらなかったことなど
○○をする／しない，もう少し検討する など

⑧その他：
（上記以外のことで気になることがあれば書いておいてください）
上記の内容以外のもの
・ほかに気になること，考えておきたいこと
・次回までに準備すること，確認しておくことなど

⑨次にお話しする日時：　　年　　月　　日　　時〜
次回の話し合いがある場合は，その日程

⑩一緒に話した人：
今回の意思決定にあたって，話し合いに参加した人や記入を支援した人，家族，医療者やケア提供者，その他の職種など
※本人が参加できず，関係者だけで話し合った場合は，その旨を記載しておく

[　　　]：医療者・ケア提供者が記載・検討する項目　　[　　　]：本人・家族が考える項目
＊⑦は一緒に考えて，確認し，記載する

と，やってほしいこと／やってほしくないこと，家族について悩んでいること，困っていること，不安や心配なことなどがあれば記入してもらう。ここも④と同様にテーマに関連しないことでも，本人の家族に対する思いであれば，とりあえず記入しておく。

⑥あなたが医療者・ケア提供者に望むこと

本人の医療者・ケア提供者に望むこと／望まないことを記入する。⑤と同様に，医療者・ケア提供者に治療やケア，かかわり方で望むこと／望まないこと，やってほしいこと／やってほしくないこと，教えてほしいこと，困っていることなどを記入してもらう。

⑦今回の結論

今回検討して，決まったことや決まらなかったことを記入する。○○を選択する，△△

表3-3 事例の「私の意思決定シート」

「　M　」さんの「私の意思決定シート」	記入日：○○年○○月○○日

①お名前：　M　様

②本日のテーマ：
今後の治療をどうするのか
考えておいたほうがよいこと，決めておいたほうがよいこと
・第4次治療後の治療の選択
・今後の療養生活をどう過ごしたいか

③医療者・ケア提供者からの提案：
1）治療の選択肢として
　(1) 第5次の抗がん剤治療（○○による△△治療）
　(2) 抗がん剤治療を終了して，緩和ケアをメインにする

> メリット：●●が○○になる，▲▲が△△になる
> デメリット：■■の可能性がある，□□ができなくなるなど

2）今後の療養生活について
　Mさんがもう少し楽に日常生活が送れたり，望む時間をもつことができるように方法を考えてほしい
　（看護師の援助を受けてADLをもう少し楽に行う，家族との時間をつくるなど）

④あなたの気持ち：
（今回のテーマについての本音，望むこと／望まないこと，心配なことなど，思ったことを何でも自由に書いてみてください）
・**正直に言って，体がかなりキツい。もう頑張りたくないと思うことも多い**
・**先日の○○先生の話で，もう長くないと思った**
・**潔く諦めることも生き方の一つかもしれない**
・**息子には，惨めな姿を見せたくない。そのためには緩和ケアのほうがいいのかもしれない**
・**緩和ケアでも，ずっとウトウトして意識がはっきりしないのは嫌だ**
・**本当は諦めたくない。まだ50代なのに，ここで終わりかと思うと悔しい**

> ④「あなたの気持ち」
> ⑤「あなたが家族に望むこと」
> ⑥「あなたが医療者・ケア提供者に望むこと」
> ⑦「今回の結論」
> ⑧「その他」
> 上記の項目は，本人に書く意欲があれば本人に書いてもらうが，難しい場合は，本人から聞き取ったことを医療者・ケア提供者が書いておく。本人の言葉などを使ってできる限り本人の気持ちが反映されるように工夫する

⑤あなたが家族に望むこと：
（家族に望むこと／望まないこと，やってほしいこと／やってほしくないこと，家族に対する心配や不安，家族への思いなどを書いてみてください）
・**息子に惨めな姿を見せたくない，頑張る父親の姿を見せたい**
・**でもこれ以上苦しい姿を見せないほうがいいのかもしれない**
・**病気のことを聞いてショックを受けるのではないかと心配**
・**でも長くないなら，いろいろな話をしたいし，伝えたいこともある**
・**義母に息子の今後を頼みたい**

⑥あなたが医療者・ケア提供者に望むこと：
（医療者・ケア提供者に望むこと／望まないこと，やってほしいこと／やってほしくないこと，教えてほしいこと，不安や心配なことなどを書いてみてください）
・**どんなに病状が悪くてもすべて話してほしい。自分で決めたい**
・**第5次治療でがんが小さくなる可能性はどれくらいなのか？**
・**緩和ケアをメインにしたらどういう生活になるのか知りたい。同じような患者さんたちはどうしていたのか教えてほしい**
・**トイレはできるだけ世話になりたくないのが本音。でも体がつらいのでお願いするかもしれない**

> 医療者側でやっておくこと
> ・治療や本人の疑問について担当医と話す時間を設ける→○○先生の予定を確認
> ・ADLの援助はできる限り本人の希望に沿い，一緒に検討していく

> 患者の要望に対して，医療者やケア提供者が具体的に行うことを追加で記載する

⑦今回の結論：
（今回決めたこと＜あなたの意向，今後の治療や生活の方針など＞，決まらなかったこと，もう少し検討することなど）
・**治療についてはまだ諦めがつかないので第5次治療をお願いする**
・**それで効かなければ諦めます。そうしたら緩和ケアをメインにしたい**

> 今後の治療方針は，
> ・第5次治療にトライしてみる
> ・病状と本人の気持ちをみながら再度検討する
> ・治療が始まった時点で状況を確認し，話す機会を設ける

> 本人の発言や記載内容以外に，医療者側などの方針を付け加えておきたい場合（本人の発言だけでは方針が曖昧になる場合など）追加で記載する

⑧その他：
（上記以外のことで気になることがあれば書いておいてください）
・**息子とのこと。どこまで話すかなど。できる限り一緒の時間をもちたい**

> 医療者側でやっておくこと
> ・入院生活で息子との時間・場所が確保できるように，ケアや検査などの時間の配慮，面談室の確保などを行う

> 患者が気になることについて，医療者やケア提供者が具体的に援助できることがあれば追加で記載する

⑨次にお話しする日時：△△年△△月△△日△△時〜	⑩一緒に話した人： 主治医，担当看護師，病棟看護師

色字：医療者・ケア提供者　太字：本人・家族

は行わない，○○についてはもう少し検討するなどである。

　結論については，行き違いを避けるために，本人と医療者・ケア提供者が一緒に確認して記入する。本人が記入する場合でも，内容は一緒に確認しておくと誤解が生じにくい。

⑧その他

　④〜⑦に記入した内容のほかに，気になること，考えておきたいこと，心配なことなど，次回までに準備することや確認しておくことなどを書いておく。

⑨**次にお話しする日時**

　再度意思決定に関する話し合いや説明が必要な場合は，予定を立てて記入しておく。

⑩**一緒に話した人**

　今回の意思決定にあたって，説明や話し合いに参加した人，記入を支援した人などを書いておく。患者が判断能力の低下や意識がないなどの事情で話し合いに参加できず，関係者だけで話し合った場合は，その旨を記載しておく。

　なお，④〜⑧の各項目で，本人の発言や記載内容以外に，医療者やケア提供者側で付け加えておきたいことがある場合（本人の発言だけではあいまいな場合など）は追記しておくとよい。また，患者が示した要望や気になることに対して，医療者が具体的に対応すべきことがあれば，それも追記しておくとよい。そうすることによって，患者の意向や心配事に対し，どのような援助を行うのかが具体的になる。

4 「私の人生ノート」を使って患者の気持ちを形にしよう

「私の意思決定シート」では，生じている問題に対する患者の気持ちを形にしてきた。今度は，患者が自分自身と向き合い，自分の基本的な好みや今後の生活方針を見える形にしていく方法として，「私の人生ノート」を紹介する。「私の人生ノート」では，自分の好みや望み，将来の方針について書いていくことで，患者自身の意向や価値観を見いだす。そのため，このノートでは，本人のこれまでの歩み，大事にしていること，からだのこと，医療や介護のことなど幅広く生活にかかわる項目が含まれており，事前指示書やエンディングノートのような機能も兼ね備えている。

1 「私の人生ノート」の内容

「私の人生ノート」は，表4-1の内容で構成されている。

2 「私の人生ノート」の使い方

「私の人生ノート」は本人が自分自身を振り返りながら記入していく。ノートを書くことで，自分自身の価値観や意向を明確にし，もしものときに備えられるようにする。そのため，できる限り早めに，実際に何らかの問題が生じる前に取り組んで書いておくことが望ましい。

本人が記入困難な場合は，家族，医療者やケア提供者が本人と一緒に考えながら記入していく。本人に意識がない場合は，家族などが本人の意思を推定しながら記入し，複数人で確認するという方法もある。

「私の人生ノート」は一度書いたらお終いではなく，定期的に見直し，必要に応じて追加や修正を行う。また，万が一に備えて記入した内容や保管場所を家族などと共有してお

表4-1 「私の人生ノート」の内容

①私のこと	②私の好み	③私のからだ
④私の介護	⑤私の終末期医療	⑥もしものとき

く。せっかく記入しておいたにもかかわらず，保管場所がわからず，本人の意向を生かせないということにならないように，必ず共有しておくようにする。

3 各項目の記載ポイント

　記載のポイントについては，凡例（図4-1〜4-6）と併せて，以下の事例を使った記入例（図4-7〜4-12）を示しているので，そちらも参考にしていただきたい。事例では内容を詳細に記入しているが，実際には簡単な記載でよいし，すべての項目を埋める必要もない。負担にならない程度に，本人が書きやすいところ，書いてみたいところから始める。

福島さんの事例

❶ 患者プロフィール

　福島敦子さん，82歳，女性。福島県出身で7人兄姉の末っ子。

　持病は，高血圧，動脈硬化，心房細動で内服治療中。白内障は点眼薬で様子をみている。数年前に転倒して右前腕を骨折。ADLは自立しており，年相応の物忘れはあるが，認知機能障害はない。本人も「皆に，年齢のわりに元気にみえると言われて嬉しい」と話している。

　会社員の夫と見合い結婚し，子どもは3人。専業主婦で時々ボランティアをしていた。夫は3年前に脳梗塞で他界し，現在は東京で一人暮らし。

　子どもは，長男（58歳），長女（56歳），次男（50歳）で，それぞれ結婚して家庭をもっている。孫は3人。長男家族はバスで10分程度のところに住んでおり，月に1回訪ねている。長女は他県，次男は海外に在住。主な相談相手は長男である。

　兄姉はほとんど亡くなり，すぐ上の姉（84歳）が福島に在住。時々電話で連絡をとっている。

❷ 「私の人生ノート」記入までの経緯

　最近，友人が脳梗塞で倒れ，医療機器に囲まれて亡くなったのをみてショックを受け，自分も「もしものとき」を考えておかなければと強く思った。

　地域包括支援センターの「終活」セミナーに参加し，そこでACPを知り，「私の人生ノート」を書いてみることにした。

①私のこと

　「私の思い出」と「私が好きなこと」からなり，自分のこれまでの人生の歩みや好きなことを振り返る。「私の思い出」は，子どもの頃〜青春時代，その他の時代の思い出（自分史）を振り返って書いていく。思い浮かばない場合は，特に印象に残っている出来事や，思い出深いもの，嬉しかったこと，大変だったことなどを書いてみる。「私が好きなこと」は，好きなことやもの，趣味，特技，行きたい場所などを書く。生き方や考え方を

書いてもよい。思い浮かんだことを自由に記入する。

②私の好み

「私が大事にしていること」と「人とのかかわり」について書く。「私が大事にしていること」では，大切な人たちや大切に思っていることを記入し，自分の価値観や人生観などを考えるヒントにする。「人とのかかわり」では，家族や周囲の人に「してほしいこと/してほしくないこと」など，人とのかかわり方における希望を書いてみる。人間関係で心配・不安なことがあれば，それについても書いておく。

自分が大切にしている人やもの，習慣などから自分の好みを振り返り，人にしてほしいことやしてほしくないことなどから，どのようなかかわりを望んでいるのかを知る。「大切な習慣」は，ケアが必要になった場合に役立つので，毎日習慣的に行っていることがあれば書いておくとよい。

③私のからだ

かかりつけの病院やアレルギーなどの気をつけること，いつも飲んでいる薬，これまでに経験した病気やけがなど，からだと健康に関する内容を記入する。複数の診療科を受診している場合は，主治医がわかるように左の欄にチェックを入れておく。

健康保険証や介護保険証などについては，種類や番号の記載はなくてもよいが，保管場所だけは書いておく。

入院準備については，入院に備えて準備しておく物品などを書いておく。特に，いつも使っているもので病院に持っていきたいものなどを書いておくとよい。

④私の介護

介護が必要になったときに備えて，介護をお願いしたい人や介護してほしい場所，介護費用について書いておく。まだ決まっていない場合は，枠内の余白かメモ欄にその旨を記載しておく。

また，判断能力が低下したときに備えて，代理意思決定者をあらかじめ考えておく。代理意思決定者は家族だけでなく，友人などでもよい。家族にこだわらず，自分が信頼できる人，自分の価値観や気持ちを理解して考えてくれる人であることが重要である。また，すでに要介護認定を受けていて，担当のケアマネジャーがいる場合は記載しておく。

⑤私の終末期医療

「私の望む終末期の生活」と「私が望む終末期医療」について記入する。

「私の望む終末期の生活」は，終末期をどんな状態で過ごしたいか（できる限り治療はせず自然な状態で過ごしたい，積極的な治療をしてほしいなど），どんな状態が嫌か（医療機器に囲まれているのは嫌だなど）について，自分が「こうだったらいい」と思う状態を，イメージでもよいので書いてみる。

「私が望む終末期医療」では，どこまで告知を望むか，痛みや苦痛についてどんな対応をしてほしいか，回復の見込みがない場合の治療と具体的な医療行為の選択，判断能力が低下したときの代理意思決定者などを書いておく。特に，回復の見込みがない場合の治療は，生命維持の治療が延命処置となることを想定して考える。そのなかで「できるだけ治

私のこと

		記入した日 年 月 日

ふりがな	生年月日	
お名前		年 月 日

私の思い出	
子どもの頃	今までの思い出（自分史）を振り返る 書く内容は自由でよい 思いつかない場合，特に思い出深いもの，印象に残っているものを書き出す
青春時代	
その他の時代	
これまでに住んだ家・場所	
仕　事	

図4-1 「私の人生ノート」（凡例）①私のこと

私が好きなこと	
好きなこと	好きなこと・ものや，やってみたいこと，行きたい場所など，好きなものを書き出すものだけでなく，生き方や考え方などを書いてもよい
趣味，特技	
好きな場所，行きたい場所	
好きな食べ物・飲み物	
好きな歌・音楽	
好きな言葉	

【メモ】書き足りないことなどを自由に書いてください。

私の好み

		記入した日 年 月 日

私が大事にしていること	
大切な人たち	大事にしていること，自分の価値観や人生観などを自由に記入する
大切なもの	
大切な習慣	
人生で大切だと思うこと	

【メモ】書き足りないことなどを自由に書いてください。

図4-2 「私の人生ノート」（凡例）②私の好み

人とのかかわり	
人にしてもらうと嬉しいこと	人に「こういうふうにしてほしい」「こんなことはしてほしくない」など，人とのかかわり方における自分の希望を自由に記入する 人間関係で心配，不安なことなども書いてみる
人にされると嫌なこと	
家族にしてほしいこと／してほしくないこと	
周囲の人（医療者や介護者など）にしてほしいこと／してほしくないこと	
心配・不安なこと	

私のこと

ふりがな	ふくしまあつこ	生年月日	
お名前	福島敦子		○○年 ○○月 ○○日

私の思い出	
子どもの頃	●家が商家で，兄弟が7人いて，いつもにぎやかだった ●父親が仕事で出張することが多く，お土産が楽しみだった ●すぐ上の姉と仲がよく，いつも一緒に遊んだ
青春時代	●その町で一番良い女学校に入れたときは嬉しかった ●裁縫や編み物をしながらおしゃべりして，学校に行くのが本当に楽しみだった ●成績も良かったので，卒業時に褒美の重箱をもらって今でも大事にしている
その他の時代	●見合いで今の夫と結婚。商家に育ったので，どうしても安定した勤めの人と結婚したくてお見合いをした ●夫は転勤が多く，引っ越しが大変だった。東京に戻ってきて家を建てたときはホッとした ●子どもは3人（息子2人，娘1人）で子育ては大変だったが，今では自立してくれて安心している
これまでに住んだ家・場所	●夫の転勤に合わせて，北陸，東北，信越に住んだ ●東京が好きなので今の家と場所が一番好き
仕 事	●専業主婦で就職したことはない ●時々ボランティアで病院のシーツ交換を手伝ったり，児童施設に行ったりした

私が好きなこと	
好きなこと	●友達とお茶を飲みながらおしゃべりすること ●編み物（最近は目が疲れてなかなかできない） ●ラジオを聴くこと
趣味，特技	●編み物，裁縫 ●孫に手袋やセーターを編んであげる
好きな場所，行きたい場所	●生まれ育った福島，特に会津地方。本当は死んだら福島にお墓をたててほしい ●今住んでいる東京も好き
好きな食べ物・飲み物	●好き嫌いなく何でもいただくことにしている ●大福やどら焼きなど和菓子が好き
好きな歌・音楽	美空ひばり
好きな言葉	いつも機嫌よく，笑って生きたい

【メモ】書き足りないことなどを自由に書いてください。

図4-7 事例の「私の人生ノート」①私のこと

私の好み

私が大事にしていること	
大切な人たち	●3人の子どもと孫たち ●主婦仲間の友人AさんとCさん ●すぐ上の姉
大切なもの	●女学校時代に褒美でもらった重箱 ●夫からもらった指輪
大切な習慣	●毎日お風呂に入って清潔にする ●ラジオ体操
人生で大切だと思うこと	●感謝と思いやり ●楽しく過ごす ●誠実でいる

人とのかかわり	
人にしてもらうと嬉しいこと	●親切にしてもらう ●一緒に話す ●大事に扱ってもらう
人にされると嫌なこと	●不誠実な態度，時間を守らない ●人の悪口を聞かされる
家族にしてほしいこと/してほしくないこと	●介護よりも自分たちの時間を大切にしてほしい ●判断能力がなくなったら，無理な延命治療を選ばないでほしい
周囲の人（医療者や介護者など）にしてほしいこと/してほしくないこと	●回復する見込みがなかったら，それ以上の治療は望まない ●器械や点滴に囲まれて死ぬのは嫌
心配・不安なこと	●介護が必要になったら家族が大変になるので，それが心配。迷惑をかけたくない

【メモ】書き足りないことなどを自由に書いてください。

図4-8 事例の「私の人生ノート」②私の好み

私のからだ

血液型	型			記入した日　　　年　　　月　　　日

かかりつけの病院
主に診てもらっている医師（主治医）に☑チェックを入れてください

病院名・診療科	病名	担当医名	電話番号
☐			かかりつけ医や病院，飲んでいる薬，アレルギーなど，体と健康に関する内容を書く複数の病院や診療科にかかっている場合は，そのなかで主治医が誰かわかるように☐にチェックを入れておく
☐			
☐			
☐			
☐			

アレルギーなど気をつけること	
いつも飲んでいる薬	
これまでに経験した病気やけが	
健康保険証	種類　　　　／番号
	保管場所

保険証などは万が一に備えて，保管場所を書いておくと，家族などが困らずに済むので，いつもしまっておく保管場所を記載しておく

その他証明書の有無	持っているものに☑チェックを入れてください
	☐介護保険証：保管場所
	☐障害者手帳など：保管場所
	☐その他（　　　　　　　）：保管場所

入院準備（必要物品や保管場所など）	入院に備えて，準備しておく物品などを書いておく。保険証や薬，下着，寝衣のほか，いつも使っているもので病院にも持っていきたいものなども書いておくとよい

【メモ】書き足りないことなどを自由に書いてください。

図4-3 「私の人生ノート」（凡例）③私のからだ

私の介護

介護が必要になったときの自分の希望（介護者，場所，お金）について書いておく

記入した日　　　年　　　月　　　日

介護をお願いしたい人	お願いしたい人に☑チェックを入れてください
	☐配偶者　　名前：
	☐子ども　　名前：
	☐その他

介護者は家族に限らず，友人，ヘルパーや介護施設職員でもよい

介護してほしい場所	該当する場所に☑チェックを入れてください
	☐自宅
	☐高齢者向住宅
	☐介護施設
	☐その他　　（　　　　　　　）

介護費用	該当する所に☑チェックを入れてください
	☐年金から
	☐預貯金から（　　　　　　　）
	☐その他　　（　　　　　　　）

判断能力が低下したときは	代理判断をお願いしたい人に☑チェックを入れてください
	☐配偶者
	☐子ども
	☐その他

判断能力が低下したときに備えて代理判断をしてくれる人（代理意思決定者）をあらかじめ考えておくとよい
代理意思決定者は家族だけでなく，友人などでもよい
家族にこだわらず，自分が信頼できる人，自分の価値観や気持ちを理解して考えてくれる人であることが重要

ケアマネジャー	所属機関：　　　　　　連絡先
	担当者名：　　　　　　　　　　（　　　　）

すでに要介護認定を受けているなどで，担当のケアマネジャーがいる場合は記載しておく

【メモ】書き足りないことなどを自由に書いてください。

図4-4 「私の人生ノート」（凡例）④私の介護

私のからだ

記入した日
〇〇年 〇〇月 〇〇日

血液型 〇〇型

かかりつけの病院	主に診てもらっている医師（主治医）に ☑チェックを入れてください			
病院名・診療科	病名	担当医名	電話番号
☑ 〇〇病院 △△科	高血圧 動脈硬化 心房細動	〇〇先生	〇〇 - △△ - ××
□ 〇〇病院 △△科	白内障	〇〇先生	〇〇 - △△ - ××
□			
□			
□			

アレルギーなど 気をつけること	特になし
いつも 飲んでいる薬	〇〇 ● mg 1 錠，朝食後 △△ ● mg 3 錠，毎食後 ×× ● mg 2 錠，朝，夕食後 ●● 1 日 3 回点眼
これまでに 経験した 病気やけが	〇〇歳のときに転んで右腕骨折

健康保険証	種類 後期高齢者医療被保険者証 / 番号 01234567
	保管場所 財布

その他証明書の 有無	持っているものに☑チェックを入れてください
	☑介護保険証：保管場所 寝室のタンスの引き出し
	□障害者手帳など：保管場所
	□その他（　　　　　　）：保管場所

入院準備 （必要物品や 保管場所など）	ラジオとイヤホン

【メモ】書き足りないことなどを自由に書いてください。

図4-9 事例の「私の人生ノート」③私のからだ

私の介護

記入した日
〇〇年 〇〇月 〇〇日

介護をお願い したい人	お願いしたい人に☑チェックを入れてください
	□配偶者　　名前：
	□子ども　　名前：
	☑その他　　名前：介護施設の方　関係：

介護して ほしい場所	該当する場所に☑チェックを入れてください
	□自宅
	□高齢者向住宅
	☑介護施設
	□その他　（　　　　　　　　）

介護費用	該当する所に☑チェックを入れてください
	☑年金から
	☑預貯金から（　〇〇銀行△△支店　）
	□その他　（　　　　　　　　）

判断能力が低下 したときは	代理判断をお願いしたい人に☑チェックを入れてください
	□配偶者　　名前：
	☑子ども　　名前：　福島和夫
	□その他　　名前：　　　関係：

ケアマネジャー	所属機関：　　　　連絡先
	担当者名：　　　　（　　　　　）

【メモ】書き足りないことなどを自由に書いてください。

子どもに負担をかけたくないので，介護が必要になったら施設に入りたい

図4-10 事例の「私の人生ノート」④私の介護

「私の人生ノート」を使って患者の気持ちを形にしよう

私の終末期医療

記入した日　　年　　月　　日

私が望む終末期の生活	
どんな状態で過ごしたいか	終末期をどんな状態で過ごしたいか，どんな状態が嫌か（できる限り自然な状態でいたい，家族に見守られていたい，医療機器に囲まれているのは嫌だ，できるだけ治療をしてほしいなど）について，自分が「こうだったらいい」と思うものを自由に書く
どんな場所で過ごしたいか	
そばにいてほしい人は誰か	
大切にしたいこと	
これだけは嫌だと思うこと	

【メモ】書き足りないことなどを自由に書いてください。

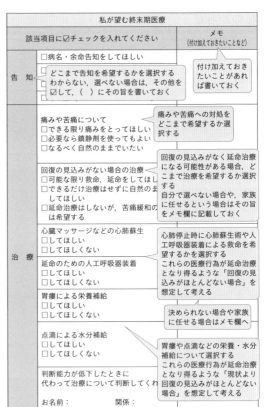

図4-5 「私の人生ノート」（凡例）⑤私の終末期医療

もしものとき

記入した日　　年　　月　　日

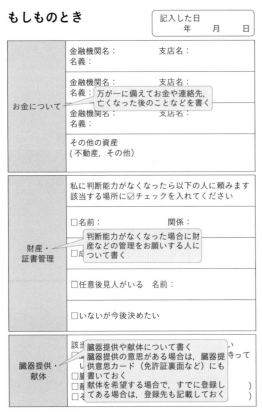

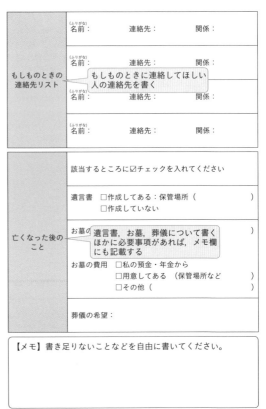

図4-6 「私の人生ノート」（凡例）⑥もしものとき

私の終末期医療

記入した日
○○年 ○○月 ○○日

私が望む終末期の生活

どんな状態で過ごしたいか	●できるだけ自然な状態で過ごしたい ●点滴や器械に囲まれているのは嫌 ●あまり体に負担をかけたくないので，点滴や栄養は無理をしないでほしい
どんな場所で過ごしたいか	●できれば自宅でピンピンコロリが理想 ●介護が必要になったら介護施設にお世話になりたい
そばにいてほしい人は誰か	●家族に迷惑をかけたくないので，時々面会に来てもらえればよい
大切にしたいこと	●周りの人に迷惑をかけないこと ●死も寿命だと思って，自然のままに，無理せず死にたい
これだけは嫌だと思うこと	●器械やチューブにつながれて意識がない状態で生かされること。延命治療は嫌

【メモ】書き足りないことなどを自由に書いてください。

大事なことなので，もう少し具体的に考えてみたい

私が望む終末期医療

	該当項目に☑チェックを入れてください	メモ（付け加えておきたいことなど）
告知	☑病名・余命告知をしてほしい □病名のみ告知をしてほしい □家族に任せる □その他（　　　　　　　）	自分で先のことを考えたいので，包み隠さず教えてほしい
治療	痛みや苦痛について ☑できる限り痛みをとってほしい □必要なら鎮静剤を使ってもよい □なるべく自然のままでいたい	苦しくなることだけが心配なので，できる限り苦痛をとってほしい　鎮痛剤は意識が低下しないなら使ってほしい
	回復の見込みがない場合の治療 □可能な限り救命，延命をしてほしい □できるだけ治療はせずに自然のままにしてほしい ☑延命治療はしないが，苦痛緩和の治療は希望する	延命治療は希望しません　苦痛緩和はお願いします
	心臓マッサージなどの心肺蘇生 □してほしい ☑してほしくない	
	延命のための人工呼吸器装着 □してほしい ☑してほしくない	
	胃瘻による栄養補給 □してほしい ☑してほしくない	
	点滴による水分補給 □してほしい ☑してほしくない	終末期に点滴をするとむくんで大変だと聞いたので，点滴もやらないでほしい
	判断能力が低下したときに代わって治療について判断してくれる人 お名前：福島和夫　関係：長男	

図4-11 事例の「私の人生ノート」⑤私の終末期医療

もしものとき

記入した日
○○年 ○○月 ○○日

お金について	金融機関名：○○銀行　支店名：△△支店 名義：福島敦子
	金融機関名：●●銀行　支店名：▲▲支店 名義：福島敦子
	金融機関名：□□銀行　支店名：■■支店 名義：福島敦子
	その他の資産 （不動産，その他）

財産・証書管理	私に判断能力がなくなったら以下の人に頼みます 該当する場所に☑チェックを入れてください
	☑名前：福島和夫　　　関係：長男
	□成年後見人にお願いする
	□任意後見人がいる　名前：
	□いないが今後決めたい

臓器提供・献体	該当する場所に☑チェックを入れてください ☑臓器提供意思がある（意思表示カードを持っている） □臓器提供・献体を希望しない ☑献体の登録をしている（登録先：○○○○　　） □その他（　　　　　　　　　　　　　）

もしものときの連絡先リスト	（ふりがな） 名前：福島和夫　連絡先：○○-○○　関係：長男
	（ふりがな） 名前：田中幸子　連絡先：△△-△△　関係：長女
	（ふりがな） 名前：福島次郎　連絡先：××-××　関係：次男
	（ふりがな） 名前：富田幸恵　連絡先：●●-●●　関係：すぐ上の姉

亡くなった後のこと	該当するところに☑チェックを入れてください
	遺言書　☑作成してある：保管場所（○○○○に依頼済み） □作成していない
	お墓の場所　□希望あり：場所・名称など（　　　　　） □希望なし ☑すでにある お墓の費用　□私の預金・年金から □用意してある（保管場所など　　　　　） □その他（　　　　　　　　　　　）
	葬儀の希望：できる限り質素に，家族だけで行ってほしい

【メモ】書き足りないことなどを自由に書いてください。

献体の証書は寝室のタンスの引き出しに入っています
できる限りお役に立ちたいので，可能なら臓器提供と献体をお願いします

図4-12 事例の「私の人生ノート」⑥もしものとき

療をせずに自然のままにしてほしい」という選択肢は,「治療をなるべくやらないでほしい,何もせずに自然のままにしてほしい」という意味であるが,人によって解釈が異なるため,ここにチェックが入っている場合は,医療者やケア提供者で,具体的にどんなことをイメージしているのかを聞き取り,「私が望む終末期の生活」の「どんな状態で過ごしたいか」と併せてみていくことが重要になる。

また,心肺蘇生,人工呼吸器装着の項目は,これらの医療行為が延命処置となり得るような「回復の見込みがほとんどない場合」を想定する。胃瘻や点滴についても同様に,これらが延命処置となり得るような「現状より回復の見込みがほとんどない場合」を想定して考える。

これらの項目は難しい選択となるため,選択できない場合は右側のメモ欄を活用する。ここでは,患者の負担を考慮して,選択肢にチェックを入れるように設定してある。しかし,現実ではもっと複雑な問題が生じることも多く,人生の終末期をチェックリストのように選んでよいのかという思いも正直なところである。そのため,これらの項目は,本人の意向や希望を踏まえた,終末期医療の大まかな方針を示すものとして考えてほしい。たとえ選択肢にチェックを入れるものであっても,選ぶときに人は自分の希望を振り返ることになる。また本人が終末期について考える時間をもつことで,「自分は何を望むのか」を知る機会にもなる。そのようなツールと考えてもらえればよい。実際にもっと具体的な課題が生じた場合は,前述の意思決定支援シートや「私の意思決定シート」で検討するなど,状況に応じて使い分けることをおすすめする。

⑥もしものとき

もしものときに備えて,財産管理や連絡先のリスト,亡くなった後のことについて書いておく。これらは,家族や周囲の人のために書いておく項目になる。本人が重度の認知症になったり,亡くなったりした後でお金や財産・証書のことがわからず家族が困惑するケースも多いため,記入しておくことが望ましい。遺言書を専門家に預けてある場合は,その連絡先もメモ欄などに記入しておく。こうした情報はプライバシーに配慮して取り扱い,誰に伝えてよいかなどは本人に確認する。

4 定期的な見直し

「私の人生ノート」は一度書いたら終わりということではなく,時折見直して,必要があれば修正しておくことが望ましい。特に「私のからだ」「私の介護」「私の終末期医療」は,時間の経過とともに変化する可能性があり,状況によって価値観が変わる場合もある。定期的に見直すことで,今の希望を振り返る機会にもなる。

見直すタイミングとしては,本人や家族に何らかの変化があったとき,誕生日や記念日などがよい。誕生日であれば忘れにくいし,大事な記念日に自分の人生計画を考えることは,希望のある作業になり得る。それ以外に,季節の行事に合わせるなど,状況に応じて見直してもよい。

付録

「ACPノート」を使ってみよう

- 人生曲線シート
- 意思決定支援シート
- 「私の意思決定シート」
- 「私の人生ノート」

各種シートは、下記URLからPDFデータをダウンロードできます。
【「ACPノート」ダウンロード用サイト】
http://www.medical-friend.co.jp/download/
acpnote01_s.html

「　　　　　　」さんの人生曲線シート

時間	
●本人の人生曲線 身体曲線 心理曲線	
●本人の考えや意向	
●家族・周囲の考えや意向	
●医療者やケア提供者の判断やかかわり	
●支援のポイント・タイミング	

● 意思決定支援シート ●

氏名		年齢	性別	家族構成と 役割

患者背景	疾患・既往歴	病状経過

● 検討すべき課題

● 本人の考えや意向

● 家族・周囲の状況と意向

● 医学的・ケア的妥当性・判断

● 意思決定支援のポイント

● 次回までの課題（いつまでに・誰が・何を）

本日の参加者

「 　　　　　」さんの「私の意思決定シート」

氏名	記入日 　　　年　　　月　　　日

● 今回のテーマ

● 医療者・ケア提供者からの提案

● あなたの気持ち
(今回のテーマについての本音，望むこと，望まないこと，心配なことなど，思ったことを何でも自由に書いてみてください)

● あなたが家族に望むこと
(家族に望むこと／望まないこと，やってほしいこと／やってほしくないこと，家族に対する心配や不安，家族への思いなどを書いてみてください)

● あなたが医療者・ケア提供者に望むこと
(医療者・ケア提供者に望むこと／望まないこと、やってほしいこと／やってほしくないこと，教えてほしいこと，不安，心配なことなどを書いてみてください)

● 今回の結論
(今回のテーマに対するあなたの意向や今後の治療や生活の方針など，今回決まったことを書いておきます)

● その他
(上記以外のことで気になることがあれば書いておいてください)

次にお話する日時：　　　　　年　　　月　　　日　　　時

一緒に話した人：

私の人生ノート

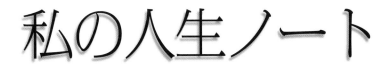

「たった一度きりの人生を，自分の希望どおりに生きたい」
誰もがそう願っています。
これは，あなたの願いのお手伝いをするノートです

自分の人生を振り返り，
あなたについての情報とあなたの希望を
書き入れてください

自分のこと，からだのこと，
暮らしの様々なことについて記入していくうちに，
あなたの考えや思いが自然と整理されていきます

まずは好きなページから，気軽に書いてみましょう

何度書き直してもかまいません。
定期的に見直して，今の「私の人生ノート」を
つくってください

あなたの思いや希望を伝えるために，
このノートの存在を誰かに知らせておきましょう

✳ 私のこと

記入した日　　　年　　月　　日

私の思い出
❀ 子どもの頃
❀ 青春時代
❀ その他の時代
❀ これまで住んだ家・場所
❀ 仕　事

✳ 私の好み

記入した日　　　年　　月　　日

私が大事にしていること
❀ 大切な人たち
❀ 大切なもの
❀ 大切な習慣
❀ 人生で大切だと思うこと
【メモ】　書き足りないことなどを自由に書いてください。

ふりがな		生年月日	
お名前		年　　月　　日	

私が好きなこと

❀ 好きなこと

❀ 趣味，特技

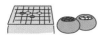

❀ 好きな場所，行きたい場所

❀ 好きな食べ物・飲み物

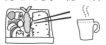

❀ 好きな歌・音楽

人とのかかわり

❀ 人にしてもらうと嬉しいこと

❀ 人にされると嫌なこと

❀ 家族にしてほしいこと / してほしくないこと

❀ 周囲の人（医療者や介護者など）にしてほしいこと / してほしくないこと

❀ 心配・不安なこと

❋ 私のからだ

血液型　　　型　　　記入した日　　　　年　　月　　日

かかりつけの病院		❋ 主に診てもらっている病院に ☑ チェックを入れてください		
	病院名・診療科	病名	担当医名	電話番号
☐	🏥		☐ ☐ ☐	
☐	🏥		☐ ☐ ☐	
☐	🏥		☐ ☐ ☐	
☐	🏥		☐ ☐ ☐	
☐	🏥		☐ ☐ ☐	

❋ 私の介護

記入した日　　　　年　　月　　日

❋ 介護をお願いしたい人	❋ お願いしたい人に ☑ チェックを入れてください
	☐ 配偶者　　　名前：
	☐ 子ども　　　名前：
	☐ その他　　　名前：　　　　　　　　関係：
❋ 介護してほしい場所	❋ 該当する場所に ☑ チェックを入れてください
	☐ 自宅
	☐ 高齢者向け住宅
	☐ 介護施設
	☐ その他　（　　　　　　　　　　　　　　　　　　　）
❋ 介護費用	❋ 該当するところに ☑ チェックを入れてください
	☐ 年金から
	☐ 預貯金から　（　　　　　　　　　　　　　　　　　）
	☐ その他　（　　　　　　　　　　　　　　　　　　　）

ふりがな		生年月日
お名前		年　月　日

❀ アレルギーなど気をつけること

❀ いつも飲んでいる薬

❀ これまでに経験した病気やけが

健康保険証　種類　　　　　　番号

その他証明書の有無　❀ 持っているものに ☑ チェックを入れてください

　□ 介護保険証：保管場所＿＿＿＿＿＿　　□ 障害者手帳など：保管場所＿＿＿＿＿＿

　□ その他（　　　　　　　　　　　　　）：保管場所＿＿＿＿＿＿＿＿＿＿

入院準備（必要物品や保管場所など）	【メモ】書き足りないことなどを自由に書いてください。

❀ 判断能力が低下したときは	❀ 代理判断をお願いしたい人に ☑ チェックを入れてください
	□ 配偶者　　名前：
	□ 子ども　　名前：
	□ その他　　名前：　　　　　　　　関係：
❀ ケアマネジャー	所属機関：　　　　　　　　連絡先（　　　　　　） 担当者名：

【メモ】書き足りないことなどを自由に書いてください。

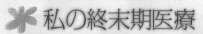 **私の終末期医療**

ふりがな		生年月日
お名前		年　　月　　日

私が望む終末期の生活

✿ どんな状態で過ごしたいか	✿ どんな場所で過ごしたいか
✿ そばにいてほしい人は誰か	✿ 大切にしたいこと
✿ これだけは嫌だと思うこと	【メモ】書き足りないことなどを自由に書いてください。

私が望む終末期医療　✿ 該当する項目に ☑ チェックを入れてください

告知	□ 病名・余命告知をしてほしい □ 病名のみ告知をしてほしい □ 家族に任せる □ その他（　　　　　　　　　）	【メモ】（付け加えておきたいことなど）
治療	✿ 痛みや苦痛 　□ できる限り痛みをとってほしい 　□ 必要なら鎮静剤を使ってもよい 　□ なるべく自然のままでいたい ✿ 回復の見込みがない場合の治療 　□ 可能な限り救命，延命してほしい 　□ できるだけ治療をせずに自然のままにしてほしい 　□ 延命治療はしないが，苦痛緩和の治療は希望する ✿ 心臓マッサージなどの心肺蘇生 　□ してほしい 　□ してほしくない ✿ 延命のための人工呼吸器装着 　□ してほしい 　□ してほしくない ✿ 胃瘻による栄養補給 　□ してほしい 　□ してほしくない ✿ 点滴による水分補給 　□ してほしい 　□ してほしくない ✿ 判断能力が低下したときに代わって治療について判断してくれる人 　お名前：　　　　　　　　　関係：	

| 記入した日 | 年 | 月 | 日 |

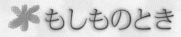
もしものとき

| ふりがな | | 生年月日 |
| お名前 | | 年　月　日 |

✿ お金について	金融機関名：　　　　支店名：　　　　名義：
	金融機関名：　　　　支店名：　　　　名義：
	金融機関名：　　　　支店名：　　　　名義：
	金融機関名：　　　　支店名：　　　　名義：
	その他の資産 (不動産，その他)

| ✿ 財産・証書管理 | ✿ 私に判断能力がなくなったら以下の人に頼みます　　✿ 該当する項目に ☑ チェックを
　入れてください
□ 名前：　　　　　　　　　関係：
□ 成年後見人にお願いする
□ 任意後見人がいる　名前：
□ いないが今後決めたい |

| ✿ 臓器提供・献体 | ✿ 該当するところに ☑ チェックを入れてください
□ 臓器提供意思がある（意思表示カードを持っている）
□ 臓器提供・献体を希望しない
□ 献体の登録をしている（登録先：　　　　　　　　　　　　　　）
□ その他（　　　　　　　　　　　　　　　　　　　　　　　　　） |

| ✿ もしものときの
連絡先リスト | (ふりがな)
名前：　　　　　　　　連絡先：　　　　　　　関係：
(ふりがな)
名前：　　　　　　　　連絡先：　　　　　　　関係：
(ふりがな)
名前：　　　　　　　　連絡先：　　　　　　　関係：
(ふりがな)
名前：　　　　　　　　連絡先：　　　　　　　関係： |

✿ 亡くなった 後のこと	✿ 該当するところに ☑ チェックを入れてください	
	遺言書	□ 作成してある：保管場所（　　　　　　　　　　　　　） □ 作成していない
	お墓の場所	□ 希望あり：場所・名称など（　　　　　　　　　　　） □ 希望なし □ すでにある
	お墓の費用	□ 私の預金・年金から □ 用意してある （保管場所など：　　　　　　　　　　） □ その他（　　　　　　　　　　　　　　　　　　　　）
	葬儀の希望：	

| 【メモ】書き足りないことなどを自由に書いてください。 |

患者・家族と一緒につくる
アドバンス・ケア・プランニングノート
話して書いて患者の「希望」を見える化しよう

2021年2月19日　　第1版第1刷発行　　　　　　　　　　　　定価（本体2,600円＋税）
2024年3月25日　　第1版第2刷発行

編　著　　角田ますみ©　　　　　　　　　　　　　　　　　　　＜検印省略＞

発行者　　亀井　淳

発行所　　株式会社
　　　　　メヂカルフレンド社

〒102-0073　東京都千代田区九段北3丁目2番4号
麹町郵便局私書箱48号　電話（03）3264-6611　振替00100-0-114708
https://www.medical-friend.jp

Printed in Japan　落丁・乱丁本はお取り替えいたします　　　　印刷／（株）広英社　製本／（有）井上製本所
ISBN978-4-8392-1674-0　C3047　　　　　　　　　　　　　　　　　　　　　　106142-085